《黄帝内经》讲记

主　编　高建忠　杨继红

副主编　王　平　裴晋云　余　晖

山西出版传媒集团　山西科学技术出版社
·太原·

图书在版编目（CIP）数据

《黄帝内经》讲记/高建忠，杨继红主编. — 太原：
山西科学技术出版社，2025. 1. — ISBN 978-7-5377
-6452-0

Ⅰ. R221.02

中国国家版本馆CIP数据核字第2025H8S663号

《黄帝内经》讲记

《HUANGDI NEIJING》JIANGJI

出　版　人	阎文凯	
主　　　编	高建忠　杨继红	
策 划 编 辑	宋　伟	
责 任 编 辑	文世虹	
封 面 设 计	吕雁军	

出版发行　山西出版传媒集团·山西科学技术出版社
　　　　　地址：太原市建设南路21号　邮编：030012
编辑部电话　0351-4922078
发行部电话　0351-4922121
经　　　销　各地新华书店
印　　　刷　山西和众印刷科技有限公司

开　　　本	880mm×1230mm　　1/32	
印　　　张	6	
字　　　数	140千字	
版　　　次	2025年1月第1版	
印　　　次	2025年1月山西第1次印刷	
书　　　号	ISBN 978-7-5377-6452-0	
定　　　价	42.00元	

编委会名单

主　编　高建忠（山西省中西医结合医院）

　　　　杨继红（山西中医药大学）

副主编　王　平（山西中医药大学）

　　　　裴晋云（山西中医药大学附属医院）

　　　　余　晖（北京中医药大学东直门医院）

编　委（以姓氏笔画为序）

　　　　王　平（山西中医药大学）

　　　　史俊芳（山西中医药大学）

　　　　齐　铮（山西中医药大学）

　　　　闫娟娟（山西中医药大学）

　　　　余　晖（北京中医药大学东直门医院）

　　　　苏宏权（山西中医药大学）

　　　　杨继红（山西中医药大学）

　　　　高建忠（山西省中西医结合医院）

　　　　裴晋云（山西中医药大学附属医院）

编写说明

本书是山西省中医药管理局"山西省中医经典名方推广项目"之一，旨在"弘扬中医，发掘经典，推广经典名方，服务临床"。本书以"讲记"的形式编写，内容涉及经典与临床、方剂与案例，可供中医临床医生和中医爱好者阅读。

目 录

《素问·生气通天论》

　　这篇经文从排序上看，它位于《黄帝内经·素问》的第三篇，紧承《上古天真论》和《四气调神大论》两篇。本篇探讨构成人体的生命之气与自然之气相通应的理论，由此也可以看出本篇在作者心中的重要性。

　　"生气"，即"构成人体的生命之气"，从通篇来看，这里的"生气"着重强调的是阳气。"天"指的是"天地人"中的"天"，准确地说应该指的是大自然中的"自然规律"。所以，"生气通天"一句即天人相应中较为接地气的说法。

　　本篇篇幅较长，特点是大部分是黄帝在"说"，岐伯的回答极少。下面，我们一句一句进行讲解。

　　"黄帝曰：夫自古通天者，生之本，本于阴阳。天地之间，六合之内，其气九州、九窍、五脏、十二节，皆通乎天气。其生五，其气三，数犯此者，则邪气伤人，此寿命之本也。"

开篇第一句话就点题了，指出了生命之气和自然界是相通的。并且提到这个生命之气的本质，源自阴阳二气的变化。天和地之间、东南西北上下六个方位之内，大到九州之域，小到人体的九窍、五脏、十二关节，都和自然之气是相通的。

这里的自然之气、阴阳之气，一方面可以化生成木火土金水"五行"；另一方面，其阴阳之气又可以进一步衍化为"三阴和三阳"。这样一来，对于中医的思维模式来说，基本上就有了阴阳思维、五行思维、三阴三阳（即六经）思维了。

如果经常性地违背自然规律行事，那么，邪气就会伤人。所以说，能不能按照自然规律行事，是能否长寿的关键。

关于这里面的几个名词，在这里稍微解释一下：①"六合"指的是东、南、西、北、上、下六个方位。②古中国的"九州"指的是冀州、兖州、青州、徐州、扬州、荆州、豫州、梁州、雍州。③"九窍"指的是双耳、双目、双鼻孔、一口，加前后二阴。④"十二节"指的是双腕、双肘、双肩、双踝、双膝、双髋。⑤"其生五"指的是"气"的阴阳变化而化生成木、火、土、金、水这"五行"。⑥"其气三"指的是气分为阴阳之后，又按照阴阳进一步划分成了"三阴"和"三阳"。

> "苍天之气，清静则志意治，顺之则阳气固，虽有贼邪，弗能害也，此因时之序。故圣人传精神，服天气，而通神明。失之则内闭九窍，外壅肌肉，卫气散解，此谓自伤，气之削也。"

自然界之气，如果宁静、和畅的话，那么人的精神意志也就会平和、畅达。人在精神意志平和、畅达的情况下，人体的阳气就会坚固、充实，在这种情况下，即使有一些病邪侵袭人体，也并无大碍，这都是因为顺应了四时变化规律行事的原因。所以，深谙养生大道之人，就能够做到聚精会神，专心致志顺应自然之规律，令人体的阴阳之气和自然界的阴阳之气协调和统一。当然，如果做不到这一点的话，其结果将会是九窍闭塞、肌肉壅滞、卫气散泻。这种因为自己的原因出现的症状，叫作"自伤"，这完全是由没有顺应自然规律，人体之气被削弱所致。比如今天的人们通宵达旦地不休息就是自伤的典型表现。

"阳气者，若天与日，失其所，则折寿而不彰。故天运当以日光明。是故阳因而上，卫外者也。"

这句话是《黄帝内经》中的名句。所谓"阳气者"，即人体中的阳气，就好像天上的太阳那样重要。如果人体失去了自己的阳气，就会因此而折寿。因此，自然界有秩序地运转是因为有了太阳的光辉普照大地。同样的道理，人体的阳气，也时刻起着保护机体的重要作用。这里将人体的阳气比作太阳，表达了中医先祖们对"阳气"的重视。后世的"扶阳学派"思想与这一理论有着密切的关系。

"因于寒，欲如运枢，起居如惊，神气乃浮。因于暑，汗，烦则喘喝，静则多言，体若燔炭，汗出而散。因于湿，首如裹，湿热不攘，大筋软短，小筋弛长。软短为拘，弛长为痿。因于气，为肿，四维相代，阳气乃竭。"

上句提到"阳因而上，卫外者也"，那么如果阳气不能卫外，会出现哪些情况呢？作者从春、夏、秋、冬四季出发，分别论述了感受冬之寒、夏之暑、秋之湿、春之风四邪的症状特点。

在这里先做个校勘，把"欲如运枢，起居如惊，神气乃浮"放在这一段的开头，而"体若燔炭，汗出而散"一句放在"因于寒"之后。

阳气在体内的运行犹如枢纽一般，运转不息。如果起居失常，就会出现阳气不能内收而外越的情况。外越则卫外失司，在人体就会招致邪气。

感受寒邪，因寒邪闭表，阳气拂郁，故而引起身体高热，像木炭一样发烫，如果采用发汗的方法，高热就可以随着汗出而退去。这里提出了寒邪袭表的治疗法则，即解表发汗。

感受暑邪，暑热迫汗外泄、气随汗出，热扰心神，因此相应的症状有多汗、心烦、气喘、嗜卧、喃喃自语等。

感受湿邪，头部就像裹着东西一样沉重。如果湿邪和热邪相合不易祛除，还会出现筋脉拘挛不伸或者痿废不用等症。

感受风邪，因风邪壅肺，肺失宣降，影响水液代谢，往往多见浮肿。如果寒、暑、湿、风这四种邪气交替伤害人体，那么，人体的阳气就会进一步衰竭。

"阳气者，烦劳则张，精绝，辟积于夏，使人煎厥；目盲不可以视，耳闭不可以听，溃溃乎若坏都，汩汩乎不可止。阳气者，大怒则形气绝，而血菀于上，使人薄厥。有伤于筋，纵，其若不容。"

上面一段讲的是阳气的卫外功能失常后机体感受邪气的情况，即外感病证。接下来的这段阐释的是内伤病证。

由于过度的劳作，人体中的阳气亢盛于外，从而导致阴精耗散。也就是阳气固守阴精的功能失常，如果这种情况反复发生，而且又是在夏天，加之夏天原本阳气就浮盛于外，那结果就是要患"煎厥"病证。"煎厥"病的症状是：眼睛看不清，耳朵听不清。这种病虽然是内伤病，但由于"辟积"（反复）的原因，所以来势凶猛，病势急迫，就好比是溃垮的堤坝，水流不断涌来而停不下来。

另外一种情况是当人们暴怒的时候，就会导致阳气上涌，血随气逆。这个时候，就会出现"薄厥"病证。生气而引起的"薄厥"病，常常因为气血上逆而筋脉失养，所以筋脉松缓，肢体也就不能随意运动了。

在这一段话中，提到了两个病证："煎厥"的临床表现是耳鸣、耳聋、目盲，甚则突然昏厥；"薄厥"的临床表现是血随气逆，致使血液郁积于头部，发生卒然昏厥。从病因来说，两者的相同点是都是内因引发的，而且症状都又急又重。但区别是一个由过劳引起，一个由情志过激引起。加上前面的外感邪气，这些都是临床上常见的病因。虽然病证的发生是由这些常见的病因引起的，但是阳气的作用不可忽视。

"汗出偏沮，使人偏枯。汗出见湿，乃生痤疿。膏粱之变，足生大丁，受如持虚。劳汗当风，寒薄为皶，郁乃痤。"

借着论述临床常见的外感与内伤病证，作者间接地提到了阳气的卫外和固守阴精两个功能。那么阳气还有别的作用吗？当然有，黄帝继续说到当阳气不能温运全身而偏阻一侧时，就会出现半身出汗、半身不出汗的症状。这样，久而久之，就会"使人偏枯"，即会使人半个身子痿废不用，也就是"半身不遂"了。

如果出汗时恰巧又碰到外面的湿邪，就会出现痤疮、痱子等皮肤病证。

如果经常食用的是膏粱厚味，那就很容易生疔疮。这是因为膏粱厚味吃多了容易在体内助痰生湿，痰湿又易郁滞化热，造成局部血热肉腐。由于饮食习惯的原因，这类人非常容易生病，容易到就好像手拿着一个"空"的器皿去盛东西一样。

当劳作的时候，受了风，而且还是寒风，就会使得皮肤腠理形成"皶"，就是我们现在所说的"酒糟鼻"。这是因为体内的郁热被闷在里面而没有发散出来，便在皮肤表面形成了"痤疮"，这就叫"郁乃痤"。病机为内有郁热，外有寒邪郁闭。因此提示我们临床上治疗"酒糟鼻""痤疮"等病证时，除了清泄郁热、活血化瘀等常规治法外，不要忘了温散温通郁闭的寒邪。

在这一段话中，论述了出汗的三种情况：第一种是半身出汗，长此以往将导致半身不遂；第二种是当出汗的时候遇到了湿邪，就会生痤疮、痱子等疔疮；第三种是当出汗的时候遇到风邪、寒邪，就会形成类似于酒糟鼻一样的痤疮，因为这个时候热邪被郁结在了皮肤里面。同样是汗出，由于外邪的不同，病证表现有异，治疗当然也是不一样的。

　　下面我们来看一个医案，这是一个汗出偏沮案，选自《熊继柏临证医案实录》一书。

　　刘某，女，35岁。

　　初诊（2004年1月4日）：患者左侧半身自汗而右侧半身不出汗，遇天冷时则自汗益显，伴一身畏寒，左侧上下肢明显厥冷，左半身及左肢麻木，病已3年不愈。舌淡红，苔薄白，脉细。

　　辨证：阳虚自汗。

　　治法：益气温阳，调和营卫。

　　方药：黄芪桂枝五物汤合桂枝加附子汤。

　　黄芪30g，桂枝10g，白芍10g，制黑附片6g，甘草6g，大枣10g，生姜10g。10剂，水煎服。

　　二诊（2004年1月14日）：服药后，左半身自汗略减，一身畏寒明显减轻，左侧上下肢厥冷及麻木亦见减少。但前两日遇天气寒冷之时，自汗、畏寒仍较明显。盖方证已符，再拟原方合桂枝加龙骨牡蛎汤，以加大固表敛汗之力。

　　黄芪30g，桂枝10g，白芍10g，制黑附片6g，甘草6g，大枣10g，生姜10g，煅龙骨30g，煅牡蛎30g。10

剂，水煎服。

三诊（2004年2月11日）：诉服上方之后，诸症明显减轻，停药观察了一段时间，虽遇几次寒潮天气，而自汗、畏冷亦未见加重。询其口不渴，小便不黄，舌色仍淡红而苔薄白，脉细。乃拟二诊方再进10剂，以期痊愈。

前面原文提到"汗出偏沮，使人偏枯"的原因系阳气虚，机体营卫失和。该案中患者汗出偏沮3年不愈，并表现出卫弱气虚之候，虽未出现偏枯，然已显见左半身麻木，故治疗当调和营卫，并温阳益气以防偏枯之患。

"阳气者，精则养神，柔则养筋。开阖不得，寒气从之，乃生大偻。陷脉为瘘，留连肉腠，俞气化薄，传为善畏，及为惊骇。营气不从，逆于肉理，乃生痈肿。魄汗未尽，形弱而气烁，穴俞以闭，发为风疟。"

"阳气者，精则养神，柔则养筋"是承上启下的一句。从另一个角度论述了阳气的功效，即内养精神，外养形体。而这两个功效恰恰是最不被重视的。因为通常的理解是血养神、血柔筋，而说阳气养神、养筋，不好理解。

阳气的卫外功能还体现在主司腠理的开阖上，如果腠理开阖失司，寒邪就会进入体内，使筋脉拘紧，成为驼背。如果寒邪进入了血脉，就会成为瘘管病。如果寒邪进入肌肉腠理，就会通过腧穴进入五脏。寒邪进入五脏的结果就是，常常感到惊恐。五脏又称五神脏，是主管人的精神意识思维活动的，因此五脏受损，也会出现精神意识思维方面的异常。

当营气运行失常的时候，肉腠之间气血逆乱，这个时候就会出现皮肤痈肿的证候。加之汗出不止，其结果就是身体虚弱、阳气耗损。如果运行气血的经络都痹阻不通了，把邪气留在了体内，就会形成"风疟"的病证。

这里说的"风疟"，指的是腠理开阖失司，汗出过多，气血失常，再遇风邪、寒邪的时候，就会出现先寒后热或寒热往来等症状的疾病。

总之，这一段讲的是如果机体阳气亏虚不足，导致皮肤的开阖失常而引起的一系列的问题。

> "故风者，百病之始也，清静则肉腠闭拒，虽有大风苛毒，弗之能害，此因时之序也。故病久则传化，上下不并，良医弗为。故阳蓄积病死，而阳气当隔。隔者当泻，不亟正治，粗乃败之。"

上面提到风疟，后面紧接着说到"风邪"是很多疾病的根源。也有医家认为这里的"风"即指阳气，所以"清静"就是指自身的阳气充足、调顺，那么我们腠理致密，可以抵御外邪的侵袭。纵然有病邪侵袭，对身体也不会造成什么伤害。这是因为人们顺应四时的变化规律去生活的缘故。但是，如果没有及时治疗，那疾病就会发生传变和转化。当到了人体的上下之气不能交通的时候，再高明的医生，对此也无能为力。

　　所以说，如果阳气蓄积在体内某一个地方而形成气滞，就预示着疾病预后较差。当阳气郁积不畅的时候，就应该采用宣散的治法。但是，如果是水平不高的医生，没有及时地去治疗，病情就会恶化，这就叫"粗乃败之"。

　　这段话里面有一句经典论述，即"风者，百病之始"。《黄帝内经》里面还有一句话是"风为百病之长"。这都说明了《黄帝内经》时代的人们对"风邪"的恐惧和憎恶。事实上，现在，风邪像是一个运载火箭，它可以把任何病邪都"送进"人体之中。所以，我们还是要十分关注风邪才对。

　　"故阳气者，一日而主外。平旦人气生，日中而阳气隆，日西而阳气已虚，气门乃闭。是故暮而收拒，无扰筋骨，无见雾露，反此三时，形乃困薄。"

　　这段话论述的是人身之阳气在一天中的运行和盛衰情况。在白天的时候，人体的阳气主外，护卫着人体的肌表。当太阳刚刚升起的时候，人的阳气开始生发，即由内出表。到了中午时分，体表的阳气是一天中最旺盛的时候。到了太阳西下的时候，体表的阳气已经减弱，汗毛孔开始闭合。到了再晚一些的时候，阳气就应该收敛到体内。这个时候就不要再扰动筋骨，不要再进行剧烈的活动了，目的是防止阳气被扰动和耗散，同时也不要接近雾露等阴寒之气。

　　如果违反了平旦、日中、日西这三个时辰的阳气运行规律，那结果就是人的身体会受到伤害、困顿，气不养形，因此身体就会衰弱。

这一段中最著名的一句话是"平旦人气生，日中而阳气隆，日西而阳气已虚，气门乃闭"。这是我们一天中必须遵循的养生法则。

下面，终于轮到岐伯说话了。

> "岐伯曰：阴者，藏精而起亟也，阳者，卫外而为固也。阴不胜其阳，则脉流薄疾，并乃狂。阳不胜其阴，则五脏气争，九窍不通。是以圣人陈阴阳，筋脉和同，骨髓坚固，气血皆从。如是则内外调和，邪不能害，耳目聪明，气立如故。"

岐伯在这里首先说明了体内阴精和阳气的功用和关系。前面黄帝一直在说阳气，所以这里岐伯也提一下阴精。

所谓阴精，指的就是藏于体内的并能不断化生和补充阳气的物质。所谓阳气，指的是在外护卫肌表并固守阴精的物质。二者是相互制约、相互为用的。

如果阴精不能制约过度亢奋的阳气，那么，脉中的血流急迫，甚至还会出现神志狂乱的情况。如果阳气不能制约过盛的阴气，那么，就会出现五脏之气紊乱而不和谐的局面，其结果就是九窍闭塞不通。五脏外连九窍，九窍失和必然意味着五脏失和。

那些深谙养生之道的圣人，懂得调和阴阳，使筋脉功能协调，继而达到筋骨坚固、气血畅通的目的。只有这样，人体的内外阴阳气血才会和畅，外邪也就很难伤害人体。人们就会耳聪目明，脏腑经络之气就会运行如常。

这段话对阴阳关系做了高度的概括：第一，阴为阳之基，阳为阴之用，阴精源源不断地提供能量给阳气，而阳气反过来又固护着阴精。即"阴在内，阳之守也；阳在外，阴之使也"，这属于正常的生理状态。第二，在病理状态下，当阴精制约不了亢盛之阳的时候，血流就会加速，脉搏就会加快，甚者会出现狂躁症。而当阳气护卫不住阴精的时候，五脏之气就会逆乱，九窍就会闭塞。因此，作者又从养生的角度告诫人们机体阴阳协调、筋脉协和、气血舒畅，才能达到"气立如故"之效果。

"风客淫气，精乃亡，邪伤肝也。因而饱食，筋脉横解，肠澼为痔。因而大饮，则气逆。因而强力，肾气乃伤，高骨乃坏。"

这段话表达的意思是：第一，风邪作为"阳邪"，侵袭人体之后，阴精就会受到损伤。这是风邪容易伤肝的原因所致。第二，风邪侵袭以后，如果再加之饮食无节，就会出现筋脉弛纵不收、痢疾、痔疮等疾病。第三，风邪侵袭以后，如果再加之饮酒无度，就会出现气机逆乱的证候。第四，风邪侵袭以后，如果再加之劳作无度，就会损伤肾气，从而引起脊骨受伤。

这一段话作者想要表达的意思是在风、寒、暑、湿、燥、火六淫中，风为阳邪，风邪侵袭人体之后，阴精受损，进而导致阳气不足。在阴阳俱损的情况下，加上饮食失调，劳作过度等内伤病因，就必然会出现肠胃疾病、气逆证候、肾伤腰损等病证。说明在临床上，疾病的发生多数情况下都不是单一的病因导致的，常常是内外因夹杂为患，这种复合型病因下引发的病证临床较为常见，治疗也需权衡虚实、寒热、表里、升降等诸多方面。

> "凡阴阳之要，阳密乃固，两者不和，若春无秋，若冬无夏。因而和之，是谓圣度。故阳强不能密，阴气乃绝。阴平阳秘，精神乃治；阴阳离决，精气乃绝。"

这段话是《黄帝内经》里阐释阴阳关系非常重要的一段话。对于阴阳来说，和调关系建立的关键是在外起护卫作用的阳气的固密程度。只有阳气固护于外，阴精才能固守其内。如果阴阳不协调的话，那就好像自然界中只有春天没有秋天、只有冬天没有夏天一样了。因此，只有达到了阴阳的协调一致，才是养生的最高准则。

如果阳气过盛，不能固守阴精的话，那么久而久之阴精就会衰竭。如果阴阳平衡协调统一，那么，人身体健康、精神饱满；如果阴阳两者分离、决裂的话，那么阴精和阳气最终都会衰竭消亡了。

这几句是《黄帝内经》里面强调"阴阳关系"最重要、最简洁、最透彻的一段论述。这段话既强调了阴阳"互根互存互用"的关系，即"孤阳不生，独阴不长"，又强调了阴阳"互损"的关系。两者必须协调发展，任何一方过于强盛或过于衰弱都是不正常的。阳强久而久之的后果就是阴虚，阴盛久而久之的后果就是阳虚，即"阴损及阳，阳损及阴"。

其实，在整个《黄帝内经》中，最重要的一个中心思想就是阴阳平衡。这句话用十六个字概括就是"阴平阳秘，精神乃治；阴阳离决，精气乃绝"。这便是《黄帝内经》关于阴阳论述的核心内容。

> "因于露风，乃生寒热。是以春伤于风，邪气留连，乃为洞泄。夏伤于暑，秋为痎疟。秋伤于湿，上逆而咳，发为痿厥。冬伤于寒，春必温病。四时之气，更伤五脏。"

岐伯在这段中介绍了四季发病的特点。"因于露风，乃生寒热"是本段的提纲句，由于露体受邪，就容易出现外感寒热之病，这里的"风"泛指外邪。

如果春天感受了风邪，邪气又没有及时被排出体外而是留在了体内，就会出现完谷不化、重度泄泻的证候。

如果夏天感受了暑邪，那到了秋天，就会出现寒热往来的疟疾病。

如果秋天感受了湿邪，就会出现邪气上逆、咳嗽不止的证候，并发展为肢体痿弱无力、四肢厥冷的疾病。

如果冬天受了寒邪的侵袭，那么，到了第二年春天，随着阳气的升发，就会演变为"温病"。可见，一年四季的风邪、暑邪、湿邪、寒邪，会更迭着侵袭和伤害五脏。

这一段话和《素问·阴阳应象大论》中的"冬伤于寒，春必温病。春伤于风，夏生飧泄。夏伤于暑，秋必痎疟。秋伤于湿，冬生咳嗽"以及《素问·四气调神大论》中的"春三月……逆之则伤肝，夏为寒变，奉长者少。夏三月……逆之则伤心，秋为痎疟，奉收者少，冬至重病。秋三月……逆之则伤肺，冬为飧泄，奉藏者少。冬三月……逆之则伤肾，春为痿厥，奉生者少"两段意思大致相同，讨论的都是伏邪发病的理论，三段可以互参。

总的来说，这一段话的意思为一年四季都有不同的"邪气"，即春风、夏暑、秋湿、冬寒。每一个季节到来的时候，这些"应时"的"邪气"就会侵袭人体，而且还是交替地"更"伤五脏。同时如果当季没有发作，邪气就会在体内潜伏一定的时间，到了下一个季节发病，这就要求我们每一个人在每一个季节都要做好有针对性的预防准备。

"阴之所生，本在五味；阴之五宫，伤在五味。是故味过于酸，肝气以津，脾气乃绝。味过于咸，大骨气劳，短肌，心气抑。味过于甘，心气喘满，色黑，肾气不衡。味过于苦，脾气不濡，胃气乃厚。味过于辛，筋脉沮弛，精神乃央。"

这段话论述了阴精的来源。阴精之所以生成，从其根本上说，来源于酸、苦、甘、辛、咸饮食"五味"。而贮藏阴精的肝、心、脾、肺、肾这五宫，即五脏，也会被五味所伤。

酸味入肝。如果食用酸味太多太重，就会使得肝气过甚、过亢。肝属木，脾属土，木克土，肝木克脾土。如果肝气过亢的话，就会导致脾气衰竭。

咸味入肾，肾主骨。如果食用咸味太多太重，就会伤骨。脾属土，肾属水，土克水。但是，如果水过于洪大，水就会反过来"侮"土，这种现象在中医学中叫"反侮"。而脾主肌肉，在肾水反侮脾土的情况下，肌肉就会受伤。因此，吃得咸味太重，就会"短肌"。又因为肾属水，心属火，水克火，肾水过盛的时候，就会过度克制心火，心气就会受到抑制。因此，"心气抑"。

苦味入心。如果食用苦味太多太重，对心气就会有所损伤，致使心率加快、烦闷。中医"五脏外华"理论中关于"心"的说法是，"心，其华在面"，就是说，面色是心之精气在外的表征。在这里，如果食用苦味太重，就会影响心气，结果就是"色黑"，即颜面黢黑。同时，心属火、肾属水，心火不能下温肾水，肾之阴阳也就失去了平衡。所以，"肾气不衡"。

甘味入脾。如果食用甘味太多太重，就会伤脾，从而出现脾虚湿滞，这里的"不"是衍文。同时，湿阻气滞，胃部还会有一种胀满的感觉。

辛味入肺。如果食用辛味太多太重，就会伤到肺气。肺属金，肝属木，金克木。肺气失常就会影响肝气的运行。肝主筋，在这样的情况下，筋失所养就会出现"筋脉沮弛"，即筋脉败坏弛缓的证候。又因为辛味有"发散"的特性，所以，散者耗气，导致"精神乃央"。

关于"五味"，岐伯最后总结道："是故谨和五味，骨正筋柔，气血以流，腠理以密，如是则骨气以精。谨道如法，长有天命。"对于酸、苦、甘、辛、咸这五味，既不能没有又不能太过，而是要谨慎地去调和。只有这样，才能做到骨骼强壮、筋脉柔和、气血通畅、腠理致密。如此一来，上面所说的骨、筋、气、血、腠理等"骨气"，就一定会强盛起来。

如果能严格地按照这样的养生之道去养生，那就一定会活到自然赋予你的天年之命。

总之，五脏离不开五味，但五味偏嗜也会伤及五脏，阐发了五味对人体"养"和"伤"的双重作用。像人类，离不开火但火也不能太旺，离不开水但水也不能多到泛滥。所以如果谨慎调和五味，就会"骨正筋柔，气血以流，腠理以密"。其实，这里的"骨正"体现的是肾气正常，"筋柔"体现的是肝气正常，"气血以流"体现的是肺气和心气正常，"腠理以密"体现的是脾气正常。这说明，只要适度食用五味，肝、心、脾、肺、肾五脏之气就会充足且功能调畅。

在《黄帝内经》里面，肝心脾肺肾、筋血肉气骨、酸苦甘辛咸、木火土金水、魂神意魄志、风暑湿燥寒、春夏长夏秋冬等，永远都是环环相扣、套在一起来讲的，因为它们都是一个体系。《素问·经脉别论》里面有一句话讲得非常清楚："故春秋冬夏，四时阴阳，生病起于过用，此为常也。"这句话的核心是"生病起于过用"。凡事都不要太过，"物无美恶，过则为灾""过犹不及"都是中国传统文化思想中的重要组成部分。

《素问·阴阳应象大论》

　　《素问·阴阳应象大论》是《素问》中的第五篇。这一篇最大的特点是运用中医的思维把"阴阳"这一概念讲得十分到位，"象"指的是一种形状、状态，"阴阳应象"指的是"阴和阳"相对应的状态和形象。简单来说，就是用阴阳理论来解释世间万事万物相对应的"象"，以及变化中和变化后所形成的"象"。如天地之象、四季之象、五运之象、六气之象、人体内外之象等。所以，此篇被取名为《阴阳应象大论》。

　　开篇第一句话是《黄帝内经》中对"阴阳"概念最经典的表述。

　　　　"阴阳者，天地之道也，万物之纲纪，变化之父
　　　母，生杀之本始，神明之府也，治病必求于本。"

　　天地之道，就是自然界普遍存在的规律，从本质上讲，指的是阴和阳变动规律的结果。

"万物之纲纪"，古语"大者为纲，小者为纪"，也就是说阴阳是万事万物都需要遵循的纲常法度。

"变化之父母"，世间发生的一切变化，都是阴与阳相互作用的结果。

"生杀之本始"，阴阳，是一切事物从无到有（即生）或者从有到无（即杀或死）的本源。

"神明之府也"，"府"，本意是贮藏东西的房屋，但后来"府"的含义越来越广泛，中医学中多处借用"府"这个字，实在是妙不可言。如脉为血之府，脑为元神之府，头为精明之府，背为胸中之府，腰为肾之府，膝为筋之府，骨为髓之府等，这些"府"都有储存之意，但是在这里，提出了"阴阳是神明之府"，显然这里的府并非储存之意，因神明的本质，就是"变幻莫测"的意思，变幻莫测的"神明"来自变幻莫测的"阴阳"。所以，这句话最简单的解释就是：世间所有变幻莫测的事物或现象，归根到底还是出自阴阳。

"治病必求于本"，既然世间万事万物都是阴阳变化的结果，那么，生老病死也是阴阳变化的结果，一切疾病的发生，也是阴阳变化的结果。所以，诊病、治病就必须辨别清楚阴阳及其变化规律。这就是中医哲学的本质：病有千般，不离阴阳；不能辨阴阳，不足以为医；治病必求于本，本在阴阳。

总的来说，这段话串讲起来就是，阴阳是天地变化的本源，是万事万物变化的本源，是生与死的本源，是神明出没的本源。因此，凡是看病诊病，首先要辨别清阴阳。

从中医诊病治病的角度来说，"阴阳"包含了两个意思，一个是静态的阴阳之象，一个是动态的阴阳转化规律。比如，一个硬币，就分为阴面和阳面，这就是静态的"象"。一天的白天就是阳，晚上就是阴，这也是静态的。但是，一天当中每时每刻都在发生着变化，太阳由初升到正午再到西下，就是阳升阳涨阳消的过程，同时也是阴消阴衰阴盛的过程。这个阴阳变化的过程，其结果就是天地运行昼夜不息的过程。所以，"阴阳者，天地之道也"。

中医正是根据这一阴阳理论去诊病、治病。比如，先确定是阴证还是阳证，像胃痛，是吃饱了撑得痛还是很久没吃饭饿得痛。撑得痛就是阳证，饿得疼就是阴证。这就叫诊病先定阴阳。吃得太撑，就要泄泻积食；没有吃饭就补充一些食物。然后，再判断将要发生的现象，即泄泻以后发生什么，或者填充之后发生什么。这其实就是一种很具体的"阴阳变化"。所谓的"治病必求于本"，说的就是治病必须把握住疾病发生发展的变化规律，如果只是静态的就本病治本病，那就是没有抓到疾病的"本质"，也就摸不到其规律。所以，中医有头痛治脚、左病右治的方法，都是从其发展规律上讲的。像我们以前反复说的一句名句"见肝之病，知肝传脾，当先实脾"，就是从发展演变规律上，见到肝有病，先声夺人，去治疗脾病，以阻断肝病向脾脏的转移。这是中医界"治病必求于本"的经典案例。

> "故积阳为天，积阴为地。阴静阳躁，阳生阴长，阳杀阴藏。阳化气，阴成形。寒极生热，热极生寒。寒气生浊，热气生清。清气在下，则生飧泄。浊气在上，则生膜胀。此阴阳反作，病之逆从也。"

"积阳为天，积阴为地"，这句话是典型的《黄帝内经》式语言。这里有两个意思：一方面指的是阳气是上升的，阴气是下降的；另一方面指的是天由阳气积聚而成、地由阴气积聚而成。这样，不断上升的阳气就汇聚成了天，不断下降的阴气积聚成了地。简单来说，这句话的结论就是"天为阳，地为阴"。

"阴静阳躁，阳生阴长，阳杀阴藏"，这句话讲的是阴阳的性质：阴主静，阳主动，具体来说，"破土而出"是瞬间的事情、苗壮成长则是缓慢的过程，所以，诞生属于阳性，成长属于阴性。因此，这里说的"阳生阴长"就是这个道理。"杀"和"藏"是两个动作，这和"生、长"这两个字词的意义有点接近。"杀"是个瞬间动作，"藏"是个长期工作。从这两个动作的性质上来讲，杀属阳，藏属阴。所以，这里说"阳杀阴藏"。

"阳化气，阴成形"，这句主要是从功能上解读阴和阳的。阳为热、阴为寒，有形之物遇热会化生为无形之气，无形之气受寒会凝聚且成形。

"寒极生热，热极生寒"，这句话讲的是阴阳转化的基本原理，乐极生悲、否极泰来，讲的就是这个道理。冬至至寒之日，也就是一阳初起之时；夏至至热之日，也就是一阴初起之时。这在中医上见得更多，人体受到极寒，就会高热；高热到极致时，就会战栗发冷。这些，讲的都是"寒极生热，热极生寒"的道理。

"寒气生浊，热气生清"，在这里"浊"主要指的是水液不干净、精神不清爽、声音阴沉不清脆；"清"就是干净、清爽、洪亮。事实上，在日常生活中，我们也会明显感觉到，阴寒之气给我们带来的就是"浊"；灿烂阳光给我们带来的就是"清"。这里用八个字，把这些关系讲得一清二楚了。这句话可以和上面的"阳化气，阴成形"对照着理解。

"清气在下，则生飧泄"，在这里"飧泄"指的是完谷不化的腹泻。中医理论认为胃气以降为和，脾气以升为顺。因此，在脾气虚、清阳不升的情况下，就会出现这种泄泻。这就是说，在正常的生理状态下，脾的清阳之气应该是在上而不是在下。如果是相反的情况，也就是当脾的"清气在下"的话，那就会出现"飧泄"的症状。

"浊气在上，则生䐜胀"，这句话和上面一句话是连在一起的。这里讲的主要是"胃气"。胃气以降为和，胃气本来应该时刻保持下降的趋势。但是，胃气不降反升，那人们就会出现反胃、打嗝、吐酸、胀满等症状。这种症状就叫"䐜胀"。

"此阴阳反作，病之逆从也"，这句话是一个小的总结。意思就是，无论在什么情况下，机体的阴阳气血升降都要保持常态，如果出现反常，疾病就会随之而来了。逆从是偏义复词，着重在"逆"上。

总之，这一段话从天与地、阴与阳的性质讲起，最后就落实到了"病"的范畴，"此阴阳反作，病之逆从也"。第一段的第一句也是这样的文字体例，先是从阴阳天地说起，最后话锋一转，落到了治病上："阴阳者，天地之道也，万物之纲纪，变化之父母，生杀之本始，神明之府也，治病必求于本。"这就是《黄帝内经》行文的特色。前面铺垫一大堆道理，最后，总要以"病"来收尾，要么诊病，要么治病，要么是讲人体生理、病理的特征和规律。在后面将要讲的下一段文字中，也同样是这样的文字体例。

"故清阳为天，浊阴为地；地气上为云，天气下为雨，雨出地气，云出天气。故清阳出上窍，浊阴出下窍；清阳发腠理，浊阴走五脏；清阳实四肢，浊阴归六腑。"

这段话一开始说的是天地、阴阳、云雨等，后来直接就说到了五脏、六腑、官窍上。这三段话的开头讲的都是阴阳、天地，最后三句话都落实到了人体生理和病理的原理上了。第一段的最后，"治病必求于本"；第二段的最后，"此阴阳反作，病之逆从也"；第三段的最后，"清阳出上窍，浊阴出下窍……清阳实四肢，浊阴归六腑"。这也说明，《黄帝内经》既是一部医学著作，又不单是一部医学著作，它在讲医理的时候，一定要将天文地理、阴阳五行的原理先讲出来，然后，再取象比类地去解释人体。这才是真正的中医，才是中医"天人合一"的精髓。

"故清阳为天，浊阴为地"，这句话和前面讲的"积阳为天，积阴为地"是一个意思的两种表达。即清的、阳的就是天，浊的、阴的就是地。这仅仅是一种对称的写法，并不是说，地就一定是"浊"的。一定要说清楚的是，在《黄帝内经》中，"浊阴"不是我们平时说的"污泥浊水"的"浊"，它和"清阳"相对应，强调的是"阴"。阴是摸得着看得见

023

的"有形实体"。所以，"浊阴"是一个词，不能拆分来理解，在《黄帝内经》中，"浊阴"不是一个贬义词，是一个中性的描述性词语。

"地气上为云，天气下为雨"，从字面上看，讲的是地气上升之后就会变成云，天气下降之后就会变成雨。从深一层次来说，这其实讲的是一种阴阳转换规律，即阴气会转化为阳气，阳气也会转化为阴气。再一个就是说，天为阳，阳中也有降；地为阴，阴中也有升。这才是《黄帝内经》通过天地、云雨举例解释阴阳转变规律的意义。

"雨出地气，云出天气"，有了刚才对阴阳转化规律的认识，这句话就很容易理解了。阳气主升，将地气蒸化上去而成为云；地气主降，最后又将云引纳归地。所以，这句话其实是在说：落到地上的雨本身就源自地气，飘逸在天上的云本身就来自天气。这其实就是一个阴阳交泰、云雨往复的过程。联想到《易经》中"泰卦"，是六十四卦中的第十一卦，下面乾卦，上面坤卦。如果把坤看作地，把乾比作天，那这个卦的组合就是"上面是地，下面是天"。一般来说，这种"天翻地覆"的样子人们是无法接受的，但是，我们的先哲们却认为，天气要上升，地气要下降，正是天地相通的景象，即"天地交泰"。泰就是平安、安定的意思。所以，泰卦被认为是极佳的卦象。《黄帝内经》在这里其实来来回回讲的就是这个道理。

"故清阳出上窍，浊阴出下窍"，从刚才说的天地、云雨，话锋一转，就说到了人体的上窍和下窍。这句话的意思是，人体清阳之气的功能是充养耳鼻目口的"上七窍"的，而污浊的排泄物要从"下两窍"排出。

"清阳发腠理，浊阴走五脏"，这句话的意思是说，清阳之卫气宣散于皮表腠理之间，营血流动于五脏之中。

"清阳实四肢，浊阴归六腑"，这里的"清阳"指的是脾运化出来的"水谷精微之气"，因为它充实的是"四肢"。这里的"浊阴"指的是"水谷的糟粕"，所以，它在肠、胃等六腑中运行。

在这里，一连使用了三个"清阳"、三个"浊阴"。但它们的所指是不一样的。第一个清阳指的是温养上七窍的水谷清气，浊阴指的是二便排泄物。第二个清阳指的是人体的卫气，浊阴指的是营阴。第三个清阳指的是水谷精微之气，浊阴指的是水谷之糟粕。在同一段的三句话中，清阳和浊阴就有三个不同的意思，这也是《黄帝内经》读起来艰涩、不容易理解的原因之一。

总之，这段话讲的就是人体虽然阴阳有别，但是也要阴中有阳、阳中有阴，阴阳交泰才能阴阳相合的问题。北京故宫里有一个著名建筑叫"交泰殿"，这个名称就是取自《易经》，寄托了"天地交合，康泰美满"的希望。

> "水为阴，火为阳。阳为气，阴为味。味归形，形归气，气归精，精归化。精食气，形食味，化生精，气生形。味伤形，气伤精，精化为气，气伤于味。"

我们先看第一句"水为阴，火为阳"。一些文献把这句话解释为"水主阴，火主阳"，我觉得这种解释是不对的。

"主"是"主管"的意思，尤其在中医理论中，更是"主要管理"的意思。比如，肺主气、心主血等，指的是"肺是主管气的""心是主管血的"等。在这里，其实可以简单地理解和解释为：水是阴性的，火是阳性的；水是阴性的代表，火是阳性的代表；水是至阴，火是至阳；水性润下，火性炎上。这就是水和火所"应"出来的"象"。这篇文章的题目就叫《阴阳应象大论》，其中的水与火，就是"应象"之一。《黄帝内经》在这里说这两句话的意思，仅仅是为了后面的铺垫，用能看得见的水和火比喻抽象的阴和阳，言简意赅，没必要做过多的解读。

"阳为气，阴为味"，中医理论中有"四气五味"的概念，四气指的是"寒热温凉"，五味指的是"酸苦甘辛咸"。显然，在这里的"四气"是看不见、摸不着的，只能凭借感觉而得到，所以，从性质上讲就属于"阳性"。而"五味"是可以通过嗅觉和味蕾直接感觉到的，所以，从性质上讲，就属于"阴性"。也可以说，虽然"气和味"都具有看不见摸不着的属性，但是，两者相比较，"味"更重一些，"气"更轻一些，两者相权，轻者为阳，重者为阴。所以，《黄帝内经》在这里就规定了阳为气，阴为味。

"味归形，形归气，气归精，精归化"，这几句是最难解释的、争议最大的一段文字，历代医家都在探讨其真实含义。其原因，就是这里一连使用了四个"归"字。这个"归"字，本身就是一个有争议的字，如果和"去"相连，就叫"归去"；如果和"来"相连，就叫"归来"，意义完全不同。

结合古今医家对"归"的理解，以上这段文字总的

"归纳"成如下观点，即"归"在这里两个意思都有，每个"归"字在每句话里面的含义不一样。①味归形，指的是饮食药物的味，"归去"到形体中以"滋养"形体。②形归气，指的是水谷精微之气，"归回"到形体中以"充养"形体。③气归精，指的是水谷精微之气，"归去"到形体中以"滋养"人体的精气。④精归化，指的是一切的生化、气化、蒸化等动作，最后又都是"归回"而成为人体之精。这种解释串起来讲就是：饮食五味滋养着人体，水谷之气充养着人体，水谷精气还充养着人之精华，而这些精华都是由蒸化、气化所生成的。对于这一段文字，也有另一种非常简单的解释，即饮食药物之味滋养着人的形体组织，形体组织充养着人体之气，人体之气充养着人体之精，人体之精酝酿出了"化"的条件。

再看下一句："精食气，形食味，化生精，气生形。"了解了刚才几句话的体例特征，这十二个字就容易理解了。在这里，"食"字和"归"字很像，作为主动意思使用的时候，就是"去饲养"的意思；作为被动词使用的时候，就是"被喂养"的意思。①精食气，指的是阴精去饲养着人体的阳气。②形食味，指的是形体被饮食药物之味所供养。③化生精，就是前面讲的"精归化"的意思，即人体一切的精华都是由蒸化、气化所生成的。④气生形，即水谷精微之气可以生成、充养人的形体。这句话又和刚才说的"形归气"是同义语。

紧接着的一句是："味伤形，气伤精，精化为气，气伤于味。"这句话的意思总的来说是：①味本来是滋养形体的，但是过度了就会伤及形体。②水谷精微之气本来是生精的，但是过度了就会伤及精气。③阴精可以转化成阳气。④"味"的过度使用，就会反过来伤害阳气。

这一大段，像绕口令一样，绕来绕去的，这就是《黄帝内经》的特点。先人们不是故意绕我们现代人，而是这种烹文煮字的严谨和文法，表现出了先哲们超人的智慧。对于我们现代人来说，读起来很吃力，但是，或许这就是他们当时的文字表达方式。基于这样的原因，我们现代人学《黄帝内经》，只要不是专门研究训诂学的，知道了这其中的意思就可以了。这个意思就是，在我们的先哲们看来，四气、五味、阴阳、形体、精气等，都和气化、蒸化生成有关。其中的气、味、形、精，是要良性循环的。过了，就成了害。粮食是用来长身体的，饮食偏嗜反而会损害身体。说来说去，前人告诫的就是这个朴素的道理。

"阴味出下窍，阳气出上窍。味厚者为阴，薄为阴之阳。气厚者为阳，薄为阳之阴。味厚则泄，薄则通。气薄则发泄，厚则发热。壮火之气衰，少火之气壮。壮火食气，气食少火。壮火散气，少火生气。气味，辛甘发散为阳，酸苦涌泄为阴。"

"阴味出下窍，阳气出上窍"，上面讲到在"味和气"的关系上，味属阴，气属阳。属阴的味，比如苦寒的大黄等药物，其性就是泻下、向下的，走的是下窍。而属阳的气，比如麻黄和桂枝，辛温的药物，其性就是向上发散的，走的是上窍。这就是"阴味出下窍，阳气出上窍"的意思。这句和前面的"清阳出上窍，浊阴出下窍"原理是一样的。只不过在这里，把味和气具体化了。

"味厚者为阴，薄为阴之阳"，这里其实又讲了一个哲学问题，即阴中有阳、阳中有阴。味属阴，但是在酸苦甘辛咸这"五味"中，又分为味重和味轻。味重的就是阴中之阴，味轻的或者说味薄的就是阴中之阳。

"气厚者为阳，薄为阳之阴"，同理，在寒热温凉"四气"中，气本身就属阳，这其中，气厚的就是阳中之阳，气轻的或者说气薄的就是阳中之阴。

"味厚则泄，薄则通"，在酸苦甘辛咸的"五味"中，味厚的或者味重的，都有泄泻的作用，比如大黄，就是极其苦寒的泻药。而那些味轻的或者味薄的，其作用是"通利"而不是"泄泻"。像中药中的茯苓，其作用就是"利水"而不是"泄泻"。

"气薄则发泄，厚则发热"，气为阳，在寒热温凉的"四气"中，气味薄的就是阳中之阴，它的作用就是泻或者发散，比如麻黄，就是起着"发汗散热"的作用。"厚则发热"说的是，气厚的药物，其作用相对来讲较为峻猛，属于阳中之阳。它的特征就是会令人发热，比较有代表性的就是附子、肉桂等，这些都属于"气厚"的药物，服用后会令人发热，所以叫"厚则发热"。

"壮火之气衰，少火之气壮"，这里的壮火和少火，指的是饮食药物之气味的重与轻。气味重的、厚的属于阳中之阳，具有很"强壮"的火力，比如附子、乌头等药物，这类大热药物在补热、补阳的同时，也会消耗人体的正气、阳气，使人"气衰"。气味轻的、薄的属于阳中之阴，类似于"少年之火"，其火力、热量比较温和，比如人参、当归之类，也补热、补火、补能量，但属于温补，补起来和缓有序，所以，具有"少火"特征的药物，服用之后，反而会使人"气壮"。

"壮火食气，气食少火"，大热性质的"壮火"会"侵蚀"掉人体的正气；人体的"正气"是被"少火"所"饲养"起来的。这里的"食"和上面讲的"形食味"的"食"是一个意思，即"饲养"，而语法也是一样的，即"被……饲……"，这样，"气食少火"的意思就是人体之正气是被少火所饲养、滋养和培育起来的。

"壮火散气，少火生气"，就像我们"生火点燃炉灶"一样，必须徐徐吹风，火苗才能慢慢升起。如果上来就是大风猛吹，火势不但起不来，还会被吹灭。具体到这句话，就是说，壮火能够销蚀掉人的正气，少火可以助长人的正气。这句话其实讲的就是一个道理，即一切都要讲究一个"度"，过了"度"，再好的东西，再有力的壮火，不但达不到正面的效果，还会起到相反的作用。

"气味，辛甘发散为阳，酸苦涌泄为阴"，这是一句名言，指的是在"四气五味"的"五味"中，虽然"味属阴"，但是阴中又有阴阳。所以，辛味和甘味就属于阴中之阳，其特征是发和散；而酸味和苦味就是阴中之阴，其特征是涌吐和泄泻。这是这句话的结论。那么，五味中的"咸味"怎么没有说呢？

在《素问·至真要大论》里面，黄帝和岐伯有一段对话："帝曰：善。五味阴阳之用何如？岐伯曰：辛甘发散为阳，酸苦涌泄为阴，咸味涌泄为阴，淡味渗泄为阳。六者或收或散，或缓或急，或燥或润，或软或坚，以所利而行之，调其气。使其平也。"在这里，岐伯指出，"咸味涌泄为阴"。就是说在古人眼里，咸味是属于"阴中之阴"的。这里的"涌泄"指的是"涌吐"和"泻下"。比如，在日常生活中，就认为具有咸味的"咸盐水"就具有"催吐"的作用；而具有咸味的药物属于阴中之阴，具有一定的寒凉性质，所以，具有泻火、利水的作用。像芒硝、羚羊角、蛤蚧等咸味药物，就有这些功效。

这样，简单来说，《黄帝内经》认为，在"味"的分类中，属阳的是辛味、甘味和淡味；属阴的是酸味、苦味和咸味。

现在补充解释一下刚才说的"壮火"和"少火"两个概念。简单来说，这两个概念要从两个方面来说。从《黄帝内经》讲药性来说，"壮火"指的是补阳、补火的药力非常强大，比如附子、乌头。"少火"指的是补阳、补火的药力非常温和，比如人参、当归，也有补的作用，但具有"温补"的特征。从中医理论上讲，"壮火"指的是过度的"热"而成为"邪热"，"少火"指的是人体正常的"正气"。

总之一句话："少火"是正常的，"壮火"是邪恶的。"壮火"一方面指的是人体中的"邪热"，另一方面指的是药物的"热力过猛"。"少火"一方面指的是人体中的"正气"，另一方面指的是药物的"温热之药性"。以前讲过一句话叫"气有余便是火"，指的就是"壮火"。

"阴胜则阳病，阳胜则阴病。阳胜则热，阴胜则寒，重寒则热，重热则寒。寒伤形，热伤气。气伤痛，形伤肿。故先痛而后肿者，气伤形也。先肿而后痛者，形伤气也。风胜则动，热胜则肿，燥胜则干，寒胜则浮，湿胜则濡泻。"

"阴胜则阳病，阳胜则阴病"，这句话主要讲的是阴和阳"此消彼长"的关系。无论是对人体而言还是对自然界来说，都是这样一个规律。阴太盛的时候，阳就会受到损伤；阳太旺的时候，阴就会受到损伤。这里的"病"，指的是受到伤害、衰落了。"阴盛阳衰""阳盛阴衰"也有这方面的意思。通常我们说，"阳虚体质怕冷"，其实就等于是在说阴过盛所致。"阴虚体质烦热"，也就等于说阳过盛所导致。这句话简单来说，就是阴气太过，就会使阳气受到损伤；阳气太过，就会使阴气受到损伤。

"阳胜则热，阴胜则寒"，上面原文提到水为阴，火为阳；水性润下，火性炎上；水性阴寒，火性炎热；等等。所以，阳盛或者阳胜，其结果就是"热"。从自然现象上来讲，阳盛就天热、阴盛就天寒。从人体上来讲，阳盛就会出现热证，阴盛就会出现寒证。

"重寒则热，重热则寒"，这里的"重"，是"极致"的意思。这句话讲的就是"物极必反"的原理。即寒到极致，就会出现热象；热到极致，就会出现寒象。

"寒伤形，热伤气"，阴寒可以伤及人的形体，比如头疼、肢体疼痛等；火热、暑热、邪气多伤人正气。当然这并不是一成不变的规律，如《素问·至真要大论》则认为肿痛皆属于火热。

"气伤痛，形伤肿"，气不通就会导致疼痛，即"不通则痛""痛则不通"，主要指的是人体之"气机不畅"所导致的。形伤肿，说的是血、津液等阻滞不通，人体就会出现局部的肿块，在"气伤痛，形伤肿"中，其表达的意思是因气而伤则痛，因形（血津液）而伤则肿。

"故先痛而后肿者，气伤形也。先肿而后痛者，形伤气也"，先疼痛而随后肿胀的，是因为先"气滞"而后"血瘀津停"的原因。先肿胀而随后才开始感觉疼痛的，是因为先"血瘀津停"而后"气滞"的原因。总的来说，疼痛对应的是"气滞"，肿胀对应的是"血瘀津停"。我们在现实生活中，因为不小心，把胳膊腿碰伤又疼又肿，这就是既"气滞"又"血瘀津停"的缘故。如果仅仅是疼，那就是"气不通了"；如果仅仅是肿，那就是里面的"血瘀津停"了。

"风胜则动，热胜则肿，燥胜则干，寒胜则浮，湿胜则濡泻"，这里讲的是"风热燥寒湿"五种"邪气"致病后的特点。

"风胜则动"，只要属于风邪导致的疾病，都以抽搐、手足头摇摆不定为主要特征。凡是具有不自主抽搐为特征的疾病，都叫风证，包括头晕目眩等。因为头晕目眩在中医看来，是由"肝风内动"引起的。因此，说到底，也是"风胜"所致。其特征就是身体不自主的乱"动"。所以，叫"风胜则动"。

"热胜则肿"，热邪侵入人体后，以红肿、肿胀为特征。

"燥胜则干"，燥邪过甚，侵入人体就会伤及津液，津液被伤的后果就是干，或者皮肤干，或者眼干、口干、咽干等。

"寒胜则浮"，这里的"浮"指的就是"浮肿"。因为寒邪伤了阳气，阳气受伤而无力气化津液，进而出现水肿。

"湿胜则濡泻","濡泻"指的是大便性状为黏稠状，从机理上来讲湿邪侵入体内，表现出来的就是大便不爽而黏滞。平时我们说，想知道体内有没有湿气，就看看大便是否黏滞不爽，就是这个道理。总之，这句话说的是风邪、热邪、燥邪、寒邪、湿邪侵入人体所导致的症状。其中，刚才说的动、肿、干、浮、濡泻是典型的症状，而不是全部症状。

补充解释一下：在中医书籍中，"胜"和"盛"两个字，几乎是没有区别的。虽说一个是胜利的"胜"，一个是茂盛的"盛"，但总体上讲，其意义都是"强"的意思。

> "天有四时五行，以生长收藏，以生寒暑燥湿风，人有五脏化五气，以生喜怒悲忧恐。故喜怒伤气，寒暑伤形，暴怒伤阴，暴喜伤阳。厥气上行，满脉去形。喜怒不节，寒暑过度，生乃不固。故重阴必阳，重阳必阴。故曰：冬伤于寒，春必温病。春伤于风，夏生飧泄。夏伤于暑，秋必痎疟。秋伤于湿，冬生咳嗽。"

"天有四时五行，以生长收藏，以生寒暑燥湿风"，自然界有春夏秋冬"四时"，以及木火土金水"五气"。"四时五行"的变化形成了"生、长、收、藏"，衍生了"风暑湿燥寒"五气，即风是春木之气、暑是夏火之气、湿是长夏土之气、燥是秋金之气、寒是冬水之气。

"人有五脏化五气，以生喜怒悲忧恐"，人有肝心脾肺肾"五脏"，五脏化藏精气，即肝藏血、心藏脉、脾藏营、肺藏气、肾藏精，这五脏精气形成五种不同的"情志"，即"怒喜悲惊恐"。这就是五脏对应的"五志"，即肝在志为怒、心在志为喜、脾在志为思、肺在志为忧、肾在志为恐。需要说明的一点是，通常的"七情"指的是"怒喜思忧悲恐惊"，"五志"指的是"怒喜思悲恐"。按照中医的理论，往往把"忧悲"都归于肺，把"恐惊"归于肾。因此，"七情"有时候在对应"五脏"的时候，就"浓缩"成了"五志"。

"故喜怒伤气，寒暑伤形，暴怒伤阴，暴喜伤阳"，这里的"喜怒"不是单指"喜和怒"，而是对这五种情志的代指。也就是说，无论哪一种情志过激，都会伤到人的五脏之气。同样的道理，这里的"寒暑"也并不是仅仅指的寒和热，也是对风寒暑湿燥火"六气"的代指。即无论哪一种邪气，都会侵犯形体。"暴怒伤阴"因为"怒伤肝""肝藏血"，暴怒伤的就是肝，伤的就是血。血为阴，暴怒伤阴其实指的就是暴怒伤肝又伤血。"暴喜伤阳"因为"喜伤心""心藏神"，所以暴喜伤的是心，伤的是神。暴喜伤心其实指的就是暴喜伤心又伤神。这一段话，讲的是导致疾病的两大因素和原理：一为情志病，一为外感病。情志伤的是五脏之气，外感伤的是形体。

"厥气上行，满脉去形"，在中医理论里面，"厥"字使用得很多。这个字的意思主要有两个，一个是"逆"的意思，一个是"突然昏倒"的意思。在这里，结合前文所说，就是"逆"的意思。也就是说，暴怒或者暴喜之后，人体中的气机紊乱，逆行而上。这样的结果就是紊乱之气充满了经脉，迫使神魂离脉而去，这就叫"去形"。在现实生活中，也会看到，暴怒的时候，人会突然一头栽倒在地，不省人事，这是典型的"厥气上行，满脉去形"。

"喜怒不节，寒暑过度，生乃不固"，因此，如果喜怒等情志不加节制、寒暑等邪气过度浸淫人体，生命之气就不会那么坚固了。

"故重阴必阳，重阳必阴"，这句话的意思同"重寒则热，重热则寒"，即"物极必反"的意思。阴到极致就会转化为阳，阳到极致就会转化为阴。最典型的是夏至这一天，就开始了"一阴生"；冬至这一天，就开始了"一阳生"。

"故曰：冬伤于寒，春必温病。春伤于风，夏生飧泄。夏伤于暑，秋必痎疟。秋伤于湿，冬生咳嗽"，这句话在《内经》中很多地方都出现过，现在串起来说一下，冬天属阴，寒邪亦属阴，如果冬天体内感受了寒邪，寒邪久伏，到了春天，随着阳气的升发，就会出现属于"热证"的"温病"。春天属阳，风邪属阳，如果春天受到了风邪的侵袭，到了夏天，机体阳气浮盛于外，就会出现属于"寒证"完谷不化的"飧泄"。夏天属阳，暑邪属阳，重阳必阴，所以，如果夏天体内有了热邪，到了秋天，就会出现属于"寒证"的类似于疟疾的"痎疟"。秋天属阴，湿邪属阴，重阴必阳，所以，如果秋天体内有了湿邪，到了冬天，就会出现属于"阳证"的"咳嗽"。

这一段话讲得非常精彩，是《黄帝内经》中的经典对话之一。主要是想说明以下几个方面的问题：第一，自然界的四季五行和人体的五脏六腑有着密切的关系。第二，致病的两大原因，一是情志，一是外邪。所以，养生要重视这两个方面，一个是克制情绪，一个是避免外邪。因为"物极必反"的原因，所以冬天得的阴病，到了次年春天就会以阳证的形式表现出来；春天得的阳病，到了夏天就会以阴证的形式表现出来；夏天得的阳病，到了秋天就会以阴证的形式表现出来；秋天得的阴病，到了冬天就会以阳证的形式表现出来。或者反过来也可以这样推理：如果春天得了"温病"，那就是前年冬天受了寒邪；如果夏天得了"飧泄"，那就是春天体内埋进了"风邪"；如果秋天得了"痎疟"，那就是夏天中了"热邪"；如果冬天咳嗽不止，那就是秋天"湿邪"侵入了体内。

　　"天地者，万物之上下也；阴阳者，血气之男女也；左右者，阴阳之道路也；水火者，阴阳之征兆也；阴阳者，万物之能始也。故曰：阴在内，阳之守也，阳在外，阴之使也。"

　　"天地者，万物之上下也"，这里是一个对天和地的"应象"比类。就是说，天是"上"的应象、地是"下"的应象。可以理解为在万事万物之上的，就是天；在万事万物之下的，就是地。同时也可以说，在上面的，就是"阳"；在下面的，就是"阴"。前面曾说过，"积阳为天，积阴为地""清阳为天、浊阴为地"，都是一个意思。在这里，简单来说，指的是万物之上就是天，万物之下就是地。所以，天地者，即万物之上下也。

　　"阴阳者，血气之男女也"，这里的"血气之男女"指的是血气和男女。这就是说，阴是血和女的"应象"；阳是气和男的"应象"。简单来说就是血是阴，气是阳；女是阴，男是阳。阴代表了血，代表了女；阳代表了气，代表了男。应该说，《周易》里面《象传》的名句"天行健，君子以自强不息；地势坤，君子以厚德载物"，把天地、乾坤、阴阳、男女之特性，做了高度的概括和简要的说明。

"左右者，阴阳之道路也"，从中国的文化来讲，处在北半球的我们，坐北而面南。这样，从方位来说，左侧为东，为太阳升起的方位；右侧为西，为太阳落下的方位。从人体来说，中医认为，气从人体的左边升起，从右边降下。所以，先哲们就将"左"看作"阳"，将"右"看作"阴"。左升右降，既是太阳起落的运行轨迹，又是人体之气升降的循行道路。因此，在这里就讲道：左右者，阴阳之道路也。也就是说，左升右降，是阴和阳这个"象"的运行道路。

"水火者，阴阳之征兆也"，在大千世界中，最能把阴阳的性质表达出来的，莫过于水和火了。水的特性，就是润和沉下；火的特性，就是燥和炎上。所以，只要看一下水，就会知道什么是阴；看一下火，就会知道什么是阳。这就是阴阳之征兆，莫过于水火的意思。

"阴阳者，万物之能始也"，万事万物的变化，都源自阴和阳的变化。也就是说，万事万物生、长、衰、亡，都出自阴和阳的初始变化。中医看病为什么讲阴阳，就是因为中医认为，一切疾病的出现和发生都是阴阳变化的结果。关于"阴阳是万物之始"这样的表述，在本篇一开头就写道："阴阳者，天地之道也，万物之纲纪，变化之父母，生杀之本始，神明之府也，治病必求于本。"

"故曰：阴在内，阳之守也，阳在外，阴之使也"，这句话简单易懂，指的是"女主内，男主外"的关系。阴在内之所以安逸自如，是因为阳在外的守护；阳在外之所以踏实能干，是因为阴在内的操持。这就好比"风筝"，牵扯风筝的线就是阴，高高在上的风筝就是阳。线之所以可以悠然地松紧自如，是因为风筝在高处飞翔。风筝之所以能够高高在上没有落地，是因为线的牵力不断调整。从人体上来讲，阴血之所以在人体内能够流畅自如，是因为阳气在外尽职守护；阳气之所以在外能够正常守护，是因为阴血在内尽职管理。很明显的是，如果阳气不足而不能尽职守护了，那阴液就会外溢，最直接的是出现"自汗""怕冷"的现象。如果阴血在内做不到尽职管理，那在外的阳气就会离守，出现阴虚发热、阴虚阳亢的症状。总之，这句话讲的是阴阳之间的关系，说的是谁都离不开谁，谁也不要过分虚弱，但同样谁也不要过分强悍。最好的状态就是使两者常常处于静态的平衡并达到动态的平衡。中医治未病，其目的就是使人体一直处在一种新的平衡状态下。

下面说一下中医关于阴阳关系的认识。中医认为，阴阳是一种"互根"的关系。明代医家赵献可在《医贯·阴阳论》里对这个问题讲得十分透彻。他说："阴阳又各互为其根，阳根于阴，阴根于阳，无阳则阴无以生，无阴则阳无以化。"他这段话说的是没有阳，阴就难以生存；没有阴，阳也就无用武之地。假定没有太阳，那万物就没法生长；而如果只有太阳，没有万物，那也就显示不出太阳的作用。

从另一个角度来说，这句话就是中医的一句名言："孤阴不长，独阳不生。"明代医家张介宾在《类经附翼·真阴论》里面，也把阴阳之间的关系讲得十分简单明了。他说："阴不可以无阳，非气无以生形也；阳不可以无阴，非形无以载气也。故物之生也生于阳，物之成也成于阴。"这就是说：没有阳，就成不了形；没有阴，阳就没有地方落实。所以，万物的始生和阳有关、万物的成长和阴有关。这里的"阳"，指的是阳光、阳气；这里的"阴"，指的是物质、食物。比如，雏鸡的破壳而出，必须有光热照射之阳；而小鸡的成长，则必须有足够的食物之阴。总之，在生与长的过程中，每一个阶段都离不开阴和阳的补充及阴和阳的不断变化。也是因为这样的思想，张介宾提出了他著名的理论，"善补阳者，必于阴中求阳，则阳得阴助而生化无穷；善补阴者，必于阳中求阴，则阴得阳而泉源不竭"。这句话简单理解就是在补阳的过程中，必须也同时要补阴。像煮饺子一样，加大火力的同时，一定要同时加水，饺子才能够熟透；如果只加火，不加水，那饺子可能就会烂掉也还是没熟。同样，在加水的同时，也必须加火，否则饺子就会被泡烂，也还是煮不熟。这就是他这段话的主要意思。现在，一些所谓的"扶阳派"，一味地给"阳虚怕冷"的人服用乌头、附子等"补阳药"，而不注意同时要"补阴"。这样的结果，就可能造成"干锅""饺子烂掉"的情况。

　　讲了很多阴阳的话题和阴阳的关系之后，黄帝就问岐伯："法阴阳奈何？"老子《道德经》里面有一句名言是："人法地，地法天，天法道，道法自然。"在文言文中，"法"，就是"效法""仿效"的意思。《道德经》里面用的这种顶针的文法要表达的意思就是：人要效法遵循大地的法则，大地要效法遵循上天的法则，上天要效法遵循大道的法则，大道要效法遵循自然法则。依据这样的逻辑，在这里，黄帝问岐伯的问题是：人的养生，应该如何效法，并遵循阴阳的什么法则呢？

> "岐伯曰：阳胜则身热。腠理闭，喘粗为之俯仰，汗不出而热，齿干以烦冤，腹满死，能冬不能夏。阴胜则身寒，汗出，身常清，数栗而寒，寒则厥，厥则腹满死，能夏不能冬。此阴阳更胜之变，病之形能也。"

"岐伯曰：阳胜则身热"，这句话最好理解，就是说，阳气太过，就会感到发热。这里说的阳气，不是正常的阳气，而是指"壮火"。上面提到"气有余便是火"，指的就是这类的阳气和壮火。另外，我们经常说"阴虚"的特征，也是"热"，五心烦热、潮热等。虽然阴虚也是热，但是，和阳胜的热并不完全一样。阴虚是"因虚而热"，阳胜则是"因实而热"。两者的病机不一样，表现出的症状也不太一样。岐伯在这里主要指的是"阳胜"而导致的"身热"。

"腠理闭，喘粗为之俯仰，汗不出而热，齿干以烦冤，腹满死，能冬不能夏"，这句话是说：腠理紧闭，大口喘着粗气，并伴有前仰后合的表现。因为腠理闭固，汗发不出来，所以，出现身热。阳胜则阴病，所以牙齿枯槁，热扰心神，故而心情烦躁不安。在这里，"齿干"说明伤及肾阴。因为肾主骨，齿为骨之余。"烦冤"说的是气机不畅，"心神"被扰动了，因为表现出来的是心情烦躁和烦闷。"腹满"即腹部胀满，究其原因是由负责上下枢纽的气机升降道路不通畅所致。因此发热、齿干、心烦，再加上腹满，这些症状加在一起，就"死"。因为"热"的原因，所以，这样的病人就喜欢天气凉爽一些，多补充一些阴凉的药物、食物，也就是滋阴的意思。因此，在这里，岐伯说，这样的病人"能冬不能夏"。能，在文言文的使用中，有"耐"的意思，即"耐受""受得住"的意思。这样，最后一句话的完整表述就是这类身热的病人，能受得了冬天但耐受不住夏天。

"阴胜则身寒，汗出，身常清，数栗而寒，寒则厥，厥则腹满死，能夏不能冬"，这句话相对就好理解了。阴胜的人，身体就常常感到寒冷，前面介绍阴阳失衡的时候说，阴胜则阳病，阳气不足而不能尽职守护了，那阴液就会外溢，最直接的就是会出现自汗、怕冷的现象。这种现象就是阴阳失调的具体表现。在这里，就用"汗出，身常清"来表达。这里的"常清"，就是"冷冷清清"的怕冷表现。数栗而寒，就是冻得发抖、寒战、打哆嗦。寒则厥，"厥冷"是中医里面的一个专有名词，指的是手足冷到极致，冰凉得无法用语言表达，所以，叫"厥冷"，专指"手和足"的手至肘关节处和足至膝关节的冰凉、阴冷的感觉。"厥则腹满死"，在厥冷的情况下，又出现腹满症状，那就又是"死症"了。"能夏不能冬"，这类阴盛怕冷的病人，夏天好过一些，冬天可就耐受不住了。

"此阴阳更胜之变，病之形能也"，这句话是岐伯的总结，这就是阴阳各有胜负的情况。阴盛阳衰和阴衰阳盛的变化，都会通过不同的症状表现出来。这一段话小结一下，阳胜的表现，就是身体发热、怕热，这类病人冬天好过、夏天不舒服，叫"能冬不能夏"；阴胜的表现，就是身体发寒、怕冷，这类病人夏天好过，冬天不舒服，叫"能夏不能冬"。其实，我们周围有很多朋友，有的喜欢夏天，有的喜欢冬天，这都是体质决定的。

下面，说一下另外一个话题。即关于《黄帝内经》里面的"死"字。《黄帝内经》里面经常用到"死"这个字，而且在很多情况下都是这个用法。据圆光大学学者的研究统计，《黄帝内经》里面出现过"死"字一共有495次。不过，《黄帝内经》里面的"死"，在很多情况下，说的并不是真正的"死亡"，而是表达"病重得非常厉害"的意思，或者表示的是"和死亡的程度一样"的意思，也表示的是"失去了知觉，像死了一样""不省人事"等意思。总的来说，《黄帝内经》里面用的"死"，主要表达的是病情"非常严重"的意思。像刚才说的发热、齿干、心烦、腹满"死"，体寒、汗出、寒战、厥冷、腹满"死"，这里的"死"只能说是病情非常严重，病重得很厉害，但是，也并没有达到"濒临死亡"的程度。所以说，《黄帝内经》里面讲"死"的时候，并不是"死症"，仅仅是说，这类病很严重，到了这个时候，就很难治了。从治未病的思维出发，这种加重语气的用词，就是要警示人们，要"未病先防、既病防变、已变防渐"。如果不引起注意，身体出现某些症状，那就会"死"。这其实类似于我们常常说的，小心着凉，这个天气受了凉可就不好啦……其实是一个加重语气的用法。

黄帝先前向岐伯提的问题是：人的养生，应该如何效法，并遵循阴阳的什么法则呢？岐伯做了简单的解释之后，黄帝又问道："调此二者奈何？"这里的"二者"，就是指阴和阳。这句话问的是，那是不是通过调理、协调阴和阳的关系，就能够达到养生的目的了呢？岐伯对此问题做了如下回答。

> "岐伯曰：能知七损八益，则二者可调。不知用此，则早衰之节也。年四十而阴气自半也，起居衰矣。年五十，体重，耳目不聪明矣。年六十，阴痿，气大衰，九窍不利，下虚上实，涕泣俱出矣。故曰：知之则强，不知则老，故同出而名异耳。智者察同，愚者察异，愚者不足，智者有余，有余则耳目聪明，身体轻强，老者复壮，壮者益治，是以圣人为无为之事，乐恬淡之能，从欲快志于虚无之守，故寿命无穷，与天地终，此圣人之治身也。"

这里说的"七损八益"是《黄帝内经》时期的一个中医术语。说实话，《黄帝内经》没有涉及这个概念，全都是后人的猜想和解释。只是到了1972年的马王堆汉墓帛书出土以后，才对此有了比较详细的说明。我们在这里，只是对《黄帝内经》的解释，因为《黄帝内经》当时就没有明确的说明，所以，在此也就不再画蛇添足地进行解释了。简单来说，"七损八益"当时被理解为养生的一种方法。岐伯讲的"七损八益"总的思想是：要懂得怎么样保养气血，平衡阴阳，有的生活方式是有益于气血运行、阴阳平衡的，有的生活方式是有损于气血运行、阴阳平衡的，气血、阴阳的关系，可以从多方面去调理，比如通过饮食、情绪、运动与休息等。

下面一句话接着就说："不知用此，则早衰之节也。"

这句是说，如果不知道遵循、采用这样的养生方法，那就一定会出现早衰的现象。"节"，在这里是"征信""验证"的意思。"早衰之节"，就是如果不采用养生之法，那"早衰这一现象会被验证"的。战国末期著名的思想家荀子有句名言是"善言古者必有节于今，善言天者必有征于人"，这里的"节"，就是"验证"的意思。即喜欢谈古的人，往往都要从当今的事情中得到"验证"，喜欢谈论天道的人，也一定要从人事方面得到"验证"。

> "年四十而阴气自半也，起居衰矣。年五十，体
> 重，耳目不聪明矣。年六十，阴痿，气大衰，九窍不
> 利，下虚上实，涕泣俱出矣。"

这句话是说，人过了四十岁，阴精就会损伤，就知道疲劳和累了。老百姓说的是"人过四十天过午"，说的就是这个意思。人过了五十，"体重"，这里的"体重"不是长胖了身体重了，而是说，身体不灵活了，走路办事的时候感觉到有点拖沓，"身子沉了"，所以叫"体重"。耳目不聪，说的是有了眼花耳聋的前兆了。俗话说，"花不花，四十八"，就是说，视力再怎么好，到了四十八岁的时候，也要开始花了。这就是规律，很少有人能打破这一规律。人到了六十岁的时候，阴精就不足了，阳气也不足了。表现就是上七窍和下二窍都不利索了，下面小便不畅、淋漓不净、大便困难、便秘便干等；上面涕泣俱出、一把鼻涕一把泪不由自主等。这都是"下虚上实"的具体表现。

再接下来，岐伯说："故曰：知之则强，不知则老，故同出而名异耳。"因此可见，懂得并善于养生的人，身体就健康；不懂并不重视养生的人，身体就容易衰老。一开始，大家都是一样的，但是到了后来，身体状况出现了差异，有的人身体就很好，有的人身体就不好，这都是因为有些人懂得养生、有些人不重视养生所致，这就叫"同出而名异"。

"智者察同，愚者察异"，在这里，"察"是观察、明白的意思；"同"是相同、没有变化的意思；"异"是不同、有了变化的意思。这句话串起来说就是：聪明的人在平时身体没有变化的时候，就很注意观察自己的身体和重视养生了；而那些不聪明的人，是在身体有了异常，也就是生病之后才开始对自己的身体重视起来，这个时候才开始注重养生。

"愚者不足，智者有余"，这里说的是，因为一开始不重视养生，所以，到头来，愚者的气血亏虚、阴阳失衡。而很早就开始注重养生的人，还没有生病之前就开始注重养生的人，其气血是充足的，阴阳是协调的，身体是健壮的。

"有余则耳目聪明，身体轻强，老者复壮，壮者益治，是以圣人为无为之事，乐恬淡之能，从欲快志于虚无之守，故寿命无穷，与天地终，此圣人之治身也。"

因此，气血充盛之人耳聪目明、身体轻盈强壮。这些人即使年龄大了，身体也还是很健壮的。所以啊，圣人做的都是该做的事情，不做那些没用的事情。"为无为之事"，就是做该做的事情，而不是"什么也不去做"。以恬静淡泊为擅长之乐事。"从欲快志于虚无之守"，在这里，据专家考证，"守"字应该是笔误，实为"宇宙"的"宇"字，即指的是一个空间或者是住所。"从欲快志"指的是一种状态：欲望极易得到满足、心情舒畅愉快、只做该做的事情。在这样的状态下，圣人的寿命就会长久，和自然界的天地一样长久。以上这些，就是圣人的养生之道。

刚才讲的这一段，是岐伯对黄帝所提问题的简单解答。岐伯的主要思想是，养生要尽早，不要等到身体有"异"了再去养生。通常情况下，人到了四十、五十、六十岁的时候，身体就会衰老。但是，如果尽早保养、重视养生，就会延缓衰老，即"老者复壮"。养生的核心是恬静、淡泊、清心寡欲、无为，做到了这些，就会心情舒畅、从欲快志。由此，才能长命百岁、长生久视。岐伯的结论是：以上这些，就是圣人、智者的养生之道。

接着，黄帝就提出了如下问题：为什么"天不足西北，故西北方阴也，而人右耳目不如左明也。地不满东南，故东南方阳也，而人左手足不如右强也"？

"天不足西北，故西北方阴也"，"天"，在这里代指"阳"，"天不足西北"是说，在西北地区，阳不足。因此，西北方"阴也"，即西北方"阴盛""寒冷"。也可以说是，"西北方属阴"。这句话符合我国的地理气候气象特征。"而人右耳目不如左明也"，这句话是说，人右边的耳朵和眼睛不如左边的耳朵和眼睛敏捷和明亮。

"地不满东南，故东南方阳也"，"地"，在这里代指"阴"，"地不满东南"是说，在东南地区，阴不足。因此，东南方"阳也"，即东南方"阳盛""炎热"。也可以说是"东南方属阳"。这句话符合我国的地理气候气象特征。"而人左手足不如右强也"，这句话是说，人左边的手和腿不如右边的手和腿灵活有力。说出这四句话以后，黄帝就问岐伯，这是为什么呢？岐伯听后做了如下解答。

> "岐伯曰：东方阳也，阳者其精并于上，并于上则上明而下虚，故使耳目聪明而手足不便也。西方阴也，阴者其精并于下，并于下则下盛而上虚，故其耳目不聪明而手足便也。故俱感于邪，其在上则右甚，在下则左甚，此天地阴阳所不能全也，故邪居之。"

"东方阳也，阳者其精并于上，并于上则上明而下虚，故使耳目聪明而手足不便也。"这句话说的是，东方属阳。对于人体，头面部在上面，上面属阳，清阳出上窍，人体的阳气集中于上部，所以，从阳气的角度来说，上面充实、下面虚弱。因为这样的原因，人体上部的耳和目就比下面的手和腿要灵活得多。

"西方阴也，阴者其精并于下，并于下则下盛而上虚，故其耳目不聪明而手足便也。"这句话是说，西方属阴。对于人体，从阴精的角度来说，下面充实、上面虚弱。因为这样的原因，人体上部的耳和目就显得不聪明，而下面的手和腿就灵活了许多。

"故俱感于邪，其在上则右甚，在下则左甚，此天地阴阳所不能全也，故邪居之。"这句话最有意思，说的是，如果都感受到了邪气，那么，对于上面的耳目，就是右边的感受邪气重一些；而对于下面的手脚，则是左边的感受邪气重一些。这是因为天地阴阳之气也不能把上下左右全方位都照顾到，邪气就容易侵袭到虚弱的那一方。

现在简单分析一下这段话。这段话的核心，就是中医的"同气相求"理论，即水流湿、火就燥、龙从云、虎从风。这个理论的简单理解就是，阴邪就专找"阴"的部位，阳邪就专找"阳"的部位。风为阳邪，头面部为阳，所以，风邪来临的时候，最先侵袭的就是人的头面部，因此，风邪极易引起人的头疼和面瘫。而湿为阴邪，胃腹部为阴，所以，湿邪来临的时候，最先侵袭的就是人体的胃腹部，因此，湿邪极易引起人的胃腹疼痛。

黄帝在前面问了两个问题，第一个问题是，为什么"人右耳目不如左明也"？中医理论的解释是：人的耳目都在人体的上面，都"属阳"，而对于整个人体来说，左为阳、右为阴，所以，左耳左目是"阳中之阳"，右耳右目是"阳中之阴"。从这个角度来说，左耳左目的阳气充足，因此，"右耳目不如左明也"。

第二个问题是，为什么"人左手足不如右强也"？还是用同样的中医原理解释一下。中医理论认为，相对于头面来说，人的手足都在人体的下部，都"属阴"，同样，左为阴、右为阳，所以，左手左腿就是"阴中之阳"，而右手右腿是"阴中之阴"。从这个角度来说，右手右腿的阴精充足，因此，"左手足不如右强也"。在这里说的"左面的耳目比右面的明""右面的手足比左面的强"，这个结论对与不对我们不去评论，单单说，《黄帝内经》里面时时处处讲的是阴和阳。简单来说就是，阳中之阳是最威武的、阴中之阴是最厉害的。火为至阳、水为至阴，所以，从阴阳的角度讲，没有比水和火更能代表阴和阳的属性。另外，这里说的"阴中之阴""阴中之阳""阳中之阴""阳中之阳"四个内容，其实说的是"阴中有阳""阳中有阴"的内容。因此，没有绝对的阴，也没有绝对的阳。这就是中医基础理论的来源之一——阴阳理论。中医看病，首先看的就是阴阳，从病性到病机到病位到病势，每一步、每一个环节，都要讲阴阳。接着，岐伯又做了如下的回答：

> "故天有精，地有形，天有八纪，地有五里，故能为万物之父母。清阳上天，浊阴归地，是故天地之动静，神明为之纲纪，故能以生长收藏，终而复始。惟贤人上配天以养头，下象地以养足，中傍人事以养五脏。天气通于肺，地气通于嗌，风气通于肝，雷气通于心，谷气通于脾，雨气通于肾。六经为川，肠胃为海，九窍为水注之气，以天地为之阴阳，阳之汗，以天地之雨名之，阳之气，以天地之疾风名之。暴气象雷，逆气象阳，故治不法天之纪，不用地之理，则灾害至矣。"

"故天有精，地有形"，这里的"精"指的是"气"，"形"指的是"形质""模样"。这是中医理论的最基本观点，即"阳化气，阴成形"，气是看不见的阳，形是看得见的阴。所以，天有气，地有形。

"天有八纪，地有五里"，"纪"，在古时是一个时间计量单位，十二年为"一纪"。在这里，"八纪"指的是一年四季中最主要的八个节气，即立春、立夏、立秋、立冬、春分、秋分、夏至、冬至，也是所谓的"四立两分两至"。

"里"，作为名词，有指方位的意思，此处的"五里"，指的是"东南西北中"五个方位。其实，这里讲的就是一个时间和空间的问题。之前专门讲过一个"宇"字，其实，"宇"表示的是"空间"，而"宙"表示的则是"时间"，古人对此有过专门的定义："往古来今谓之宙，四方上下谓之宇。"因此，这里的"天有八纪，地有五里"，说的是天为阳有精气，用看不见的时间划分为八纪；地为阴有形质，用看得见的空间划分为五里。总之，讲的是一个"时空"的问题。

"故能为万物之父母"，这种天与地、气与形、时与空、纪与里、阴与阳的无限组合变化，就形成了世间的万事万物。从根本上说，就一句话，一切的阴阳变化都是生成万物的父母。

"清阳上天，浊阴归地"，这句话在前面也反复讲过，如"积阳为天，积阴为地""清阳出上窍，浊阴出下窍"等。总的意思就是天是由看不见的阳气所形成，地是由看得见的形质所构成。

"是故天地之动静，神明为之纲纪"，这还是刚才那句话的意思，也就是再强调一遍，天地的动静变化规律是阴阳变化的结果。

"故能以生长收藏，终而复始"，正是因为有了阴阳的这种变化，才有了自然界中万物"周而复始"的"生、长、收、藏"。

"惟贤人上配天以养头，下象地以养足，中傍人事以养五脏"，上面说的是自然现象，下面笔锋一转，又开始说"人"。《黄帝内经》"天人合一"的思想随处可见。前面讲了天有精、地有形；积阳为天、积阴为地，那么，紧接着就说，对于"人"，也应该是这样。但只有那些"贤人"，即有智慧的会养生之人，才懂得如下道理：对待头部，要用清阳之气来养护；对待腿足部及下焦，则要像肥沃大地那样，用有形之阴精来养育；对待五脏，则要像处理人与人的关系那样，使脏腑相互之间和平共处，以"和"为贵。

"天气通于肺，地气通于嗌，风气通于肝，雷气通于心，谷气通于脾，雨气通于肾"，这段话的意思是说：①肺吸纳的是天的自然之清气。②地气在这里指的是水谷之气，也就是吃的饭、喝的水，都是通过"咽喉"进入胃部的。这里的"嗌"指的是"咽"，吞咽食物到胃里面的必经之道。所以，在这里叫"地气通于咽"。③"神在天为风，在地为木，在体为筋，在脏为肝"，所以"风之气"和人体的肝是相同的。④"雷气通于心"，这里的"雷气"就是"火气"，也就是说，心属火脏，所以，火之气通于心。⑤"谷气通于脾"，很多讲义上讲，是"五谷之气通于脾"，这是不对的。应该是"山谷"之气。这个"山谷"指的就是"大地"。因为大地和脾从性质特征上来说，都具有"厚德载物"的品格。另外，《黄帝内经》的原版，在这里使用的是"谷"字。这个字，在古代，是指"山谷"的"谷"。而"五谷杂粮"的"谷"，古代用的是繁体字"穀"。也就是说，山谷的"谷"，古代没有繁体字；五谷的"谷"，古代有繁体字，即"穀"。因此，在《黄帝内经》原版中，见到"谷"，指的就是山谷；只有见到"穀"，才是五谷。⑥"雨气通于肾"，雨是水气，肾属水脏，所以，雨之气和肾气是相通的。总之，这一段介绍的是与五脏和胃相通的自然之气。

"六经为川，肠胃为海，九窍为水注之气"，手足阴阳六经，加在一起是十二正经，它们就像山川河流那样，承载着人体内气血的运行。肠胃就像大海一样，存贮着进入人体的水谷杂粮。上七窍和下二窍，是体内的阴液向外流出并和体外的阳气相交融的地方。

"以天地为之阴阳，阳之汗，以天地之雨名之，阳之气，以天地之疾风名之"，如果用天地之阴阳做比喻的话，"阳加于阴"而出的汗，就好比是天上下的雨；人体看不见的阳之气，就好比是自然界的疾风。

"暴气象雷，逆气象阳，故治不法天之纪，不用地之理，则灾害至矣"，人发脾气的时候，就好像雷霆；人的逆气向阳，火气旺盛，就好像久晴不雨。这样，如果养生不遵循天气的更替规律，不按照地理环境的异同区别对待，即离开了一定的"时空"去谈养生，那就是空谈，灾害自然就会到来。紧接着，岐伯就说了下面一段话：

"故邪风之至，疾如风雨，故善治者治皮毛，其次治肌肤，其次治筋脉，其次治六腑，其次治五脏。

治五脏者，半死半生也。故天之邪气，感则害人五脏，水谷之寒热，感则害于六腑，地之湿气，感则害皮肉筋脉。故善用针者，从阴引阳，从阳引阴，以右治左，以左治右，以我知彼，以表知里，以观过与不及之理，见微得过，用之不殆。善诊者察色按脉，先别阴阳。审清浊，而知部分，视喘息，听音声，而知所苦，观权衡规矩，而知病所主，按尺寸，观浮沉滑涩，而知病所生。以治无过，以诊则不失矣。"

"故邪风之至，疾如风雨"，风邪侵入机体后，其变化是十分迅速的，在这里，"邪风"并不单单指的是邪风，而是所有"外邪"的代指，因为风邪为六淫之首、百病之长，所以，用风邪特指了外邪。也就是说，无论哪一种邪，侵入身体的时候，都是很急速的，说来就来，说变就变。

"故善治者治皮毛，其次治肌肤，其次治筋脉，其次治六腑，其次治五脏。治五脏者，半死半生也"，这里还是讲"上工治未病，中工治欲病，下工治已病"的思想，即高水平的医生，在外邪刚刚侵入人体的时候，就赶紧治疗肌表的病证，即阻止外邪向人体内部的继续侵入。水平差一点的医生，则是外邪侵入到肌肤的时候，才意识到并开始治疗。再差一点的医生，则是风邪进一步侵袭到筋脉的时候，才着手治疗。更次一点儿的医生，则是当外邪侵入六腑以后，才开始医治。最差的医生是，当外邪已经侵犯五脏以后，才开始着手治疗。这里又提到了"死"这个字。前面专门说了一下《黄帝内经》中关于"死"的含义，主要是说病情很重了，但并不一定是"死症"。所以，这里说"半生半死也"，也就是说，外邪侵袭到五脏的时候，病情就非常严重了，治起来就很困难了。提示后学者要把握疾病治疗的最佳时机，做到尽早诊断、尽早治疗。

"故天之邪气，感则害人五脏，水谷之寒热，感则害于六腑，地之湿气，感则害皮肉筋脉"，《黄帝内经》里面经常使用"感"这个字。"感"指的是外邪进入人体而发生病变的意思。在这里，这三句话讲的是：外邪侵入人体，五脏就会受到伤害。水谷之寒热，即饮食不当的话，六腑就会受到伤害。湿邪侵入人体，皮肉筋脉就会受到伤害。

"故善用针者，从阴引阳，从阳引阴，以右治左，以左治右，以我知彼，以表知里"，善于使用针刺治法的医生，都是针刺阴经以治疗阳经的病或者针刺阳经治疗阴经的疾病。也有一些针刺疗法，是左病针刺右侧或者右病针刺左侧。在临床上，常常对半身不遂、嘴㖞眼斜等患者，就使用这类治法。这里又有两个细分的方法，一种叫"巨刺法"，一种叫"缪刺法"。前者刺的是"经脉"，后者刺的是"络脉"。"以我知彼"就是说，以医生自己的正常状态去衡量对方的不正常状态。这其实就是所谓的"知常达变"。"以表知里"就是中医的"司外揣内"的原则，即通过对体表症状的观察以推测体内的病变情况。

"以观过与不及之理，见微得过，用之不殆"，通过司外揣内，以观察了解其中哪些地方气血不足、哪些地方气血有余。"见微得过"中的"过"，在这里是"病"的意思。人之有病如事之有过，人患了病就好像做错事一样。这里的"见微得过"的意思是，通过观察，见到微小的变化，就可以判断出对方是不是得了疾病。这就是中医常说的"见微知著"。"用之不殆"，在这里"殆"就是"失败"的意思。这句话总的来说是：只要认真地司外揣内、见微知著，真正细致入微地了解了病情和病因，再去给病人治疗疾病，就不会失败了。

"善诊者察色按脉，先别阴阳"，这句话是说，善于治病的医生，在观察病人的色泽和诊脉辨病之前，首先要"辨阴阳"。这是中医诊病的核心，通过辨别出是阳证还是阴证，并以此作为依据确定治则、治法和遣方用药。

"审清浊，而知部分"，看病要先观察面部色泽清浊之分、是晦暗枯槁还是红润明亮；"知部分"即参照面部和五脏的对应关系，去观察五脏在面部所对应的部分。

"视喘息，听音声，而知所苦"，看病人喘息的样子、听病人发出的声音，即通过"望、闻"，就可以知道病人为什么痛苦、哪一脏腑出了问题了。

"观权衡规矩，而知病所主"，这里的"权、衡、规、矩"指的是四种脉象。其中权，指的是秤砣，表示的是"沉脉"；衡，指的是秤杆，表示的是"浮脉"；规，指的是"圆规"中的"围圆之器"，主管的是"圆"，指的是"弦脉"；矩，指的是"围方之器"，主管的是"方"，所以，表示的是"洪脉"。在这里，"沉浮弦洪"这四种脉象对应的是"肾肺肝心"四脏和"冬秋春夏"四季。所以，这句话说的是，知道了脉象，就会知道病出自哪个脏腑。这里提出来的"权衡规矩"，只是对四时脉象的表达。

"按尺寸，观浮沉滑涩，而知病所生"，"尺"指的是腕横纹到肘横纹小臂内侧的一段"皮肤"，即尺肤诊法，

"寸"就是指的"寸口",即寸口诊脉法,观浮沉滑涩,说的是寸口上的脉象有浮脉、沉脉;而手臂上皮肤有滑、涩之分。通过对尺肤诊和寸口脉的诊断,就可以知道疾病生成的原因了。

"以治无过,以诊则不失矣",通过这样的"望闻问切"和对阴证阳证的判别,诊断就不会出错误了,治疗也就不会出错误。

总结该段,主要讲了①上工治未病,中工治欲病,下工治已病。②不同的外邪会引起不同的疾病。③一些疾病,要左病右治;或右病治左。④通过"望闻问切"和对阴证、阳证的判别,诊断就不会出错误了,治疗也就不会出错误。

"故曰:病之始起也,可刺而已,其盛,可待衰而已。故因其轻而扬之,因其重而减之,因其衰而彰之。形不足者,温之以气;精不足者,补之以味。其高者,因而越之;其下者,引而竭之;中满者,泻之于内;其有邪者,渍形以为汗;其在皮者,汗而发之;其剽悍者,按而收之;其实者,散而泻之。审其阴阳,以别柔刚,阳病治阴,阴病治阳,定其血气,各守其乡。血实宜决之,气虚宜掣引之。"

"故曰:病之始起也,可刺而已,其盛,可待衰而已",这句话的意思是,鉴于上面所说的原因,当病初起的时候,使用针刺疗法就可以了。但当邪气很盛的时候,就要避其锋芒,等邪气衰退的时候再用针刺的办法去治疗,效果就会好一些。

"故因其轻而扬之,因其重而减之,因其衰而彰之",这句话可以看作三个治则,而下面阐述的是具体治法。①对待病情轻的，就要用轻扬发散的治法。②对待病情严重的，就要用泄泻攻下的治法。③对待气血衰弱的，就要用补益的治法。

"形不足者，温之以气；精不足者，补之以味"，形体虚弱的人，要用甘温之品以补益水谷精微之气；精气不足的人，就要补之以味。这里的"味"属阴，指的是药物饮食中的味厚之品。

"其高者，因而越之；其下者，引而竭之；中满者，泻之于内"，这里讲的是病位的问题。"高"在《黄帝内经》里面经常使用，指的是头面部、胃脘、胸膈等上焦部位。"越"在《黄帝内经》里指的是涌吐、升散的意思。所以，这句话说的是，当病邪在上部的时候，就要采取涌吐的治法去医治。"下"主要指的是腹部等下焦部位，"引"是引导的意思，"竭"是祛除的意思。这句话说的是，当病邪在腹部的时候，就要采取疏导的办法，使其下腹部通畅。"中满"指的是脾胃运化不利、气机不畅。"泻之于内"指的是令脾胃消导和理气。这句话说的是，碰到脾胃运化不利的情况，就要采取泻下、消导、理气的方法。

"其有邪者，渍形以为汗；其在皮者，汗而发之；其剽悍者，按而收之；其实者，散而泻之"，这里的"渍形"，是中医的一种治疗术语，是用汤液或者熏蒸浸渍的方式治疗风寒感冒的一种方法。"其有邪者"，主要指的是感受了外邪的人，要用汤液熏蒸的方法，令其出汗。"其在皮者，汗而发之"讲的是病邪在皮肤肌表的情况下，也用出汗的方法，把病邪祛除到体外。当遇到病邪过猛过急的时候，就先将病情控制住，然后再慢慢治疗调理。如果碰到实证，要么采用散法，要么采用泻法，目的就是要将体内的邪气散发出去。

"审其阴阳，以别柔刚，阳病治阴，阴病治阳，定其血气，各守其乡"，最后对前面的治则、治法做一个归纳总结。治病首先要辨别疾病的阴阳属性，是属于阴证还是属于阳证。"柔刚"，就是对阴证、阳证的另一种表述。"阳病治阴，阴病治阳"，说的是"阳盛就阴虚"，阳病除了治阳还可以治阴；"阴盛则阳虚"，阴病除了治阴还可以治阳。最后，"定"是"平定"的意思。这句话是说，要平定"气血"，使气和血在各自的位置上，不要乱串，发挥好各自的作用，这就叫"各守其乡"。在《黄帝内经》中，"各守其乡"这个词出现过好几次，岐伯讲解类似内容的时候喜欢使用这个词，也就是各在其位、各谋其政的意思。

"血实宜决之，气虚宜掣引之"，这句话简单明了，说的是，碰到瘀血之类的疾病，就要采用"破瘀"针刺的方法使其"决开"。碰到气虚之类的疾病，就要采用益气升举的方法。

最后一段想要说明的是：不同的疾病要采取不同的治疗方法。针对不同的病性、不同的病势、不同的病位、不同的病人，所采取的治疗方法是完全不同的。

这一篇的内容就讲完了，下面看一个医案，这是一个久泻并脱发案，选自《从内经到临床》一书。

周某，男，37岁。

初诊（1997年9月3日）：诉患泄泻10余年之久，不论春夏秋冬，从未间断，少则每日泻3~4次，多则每日泻7~8次，伴有轻度腹满，泻出稀溏便。若遇饮食不适，或稍事劳累，则泄泻必然加重，甚则肠鸣腹痛，大便中常夹有未消化食物残渣。由于长期泄泻，体质逐渐衰弱，不仅精神疲乏，形体消瘦，食纳减少，而且近半年来，头发逐渐脱落，数月之内，头发几乎已经脱光，眉毛全部脱落。就诊时，见患者面色淡白无华，精神疲乏，形体瘦弱，声低息短，头发稀疏，眉毛已全部脱光，其整个形象就是一个弱老头状态。舌淡，苔薄白，脉沉细。

辨证：清气下陷。

治法：益气升清，温中固摄。

方药：升阳益胃汤合桃花汤。

党参15g，黄芪15g，炒白术10g，法半夏10g，陈皮10g，茯苓15g，泽泻10g，防风10g，羌活10g，柴胡10g，葛根15g，白芍10g，赤石脂15g，干姜6g，大枣6g，甘草6g，粳米1小汤匙。10剂，水煎服。

二诊（1997年9月13日）：诉服药后泄泻减轻，每日泻2~3次，大便较溏，但大便中未消化食物残渣已明显减少，精神及饮食均已增强，舌脉如前，拟原方再进10剂。

三诊（1997年9月23日）：诉泄泻已止，大便尚溏，饮食、精神明显增进，但饮食稍多之后，脘腹中出现轻度响鸣。舌苔薄白，脉细。仍拟前方加味再进10剂。

党参15g，黄芪15g，炒白术10g，法半夏10g，陈皮10g，茯苓15g，泽泻10g，防风10g，羌活6g，柴胡

10g，葛根15g，白芍10g，赤石脂15g，干姜6g，砂仁10g，神曲10g，大枣6g，甘草6g，粳米1小汤匙。10剂，水煎服。

四诊（1997年10月5日）：诉大便已经正常，精神明显好转，饮食明显增进，食后脘腹部已无不适感，舌苔薄白，脉细。拟三诊方再进10剂，巩固疗效。

五诊（1997年10月15日）：近旬以来，泄泻未见复发，大便完全正常。精神、饮食进一步好转，但头发、眉毛仍未见长出，舌苔薄白，脉细。改拟参苓白术散加鹿茸，补脾气，益肾精。

白人参80g，炒白术60g，茯苓60g，炒薏苡仁60g，砂仁40g，桔梗40g，扁豆60g，白莲子50g，怀山药60g，鹿茸50g，甘草30g。合碾细粉，和蜜为丸，如黄豆大，早晚吞服，每次吞服30丸。

次年2月，患者专至门诊告知，其泄泻已愈，头发、眉毛均已长出。

本案患者久泻不止，且大便中常水谷相杂，又一派气虚症状，刚才讲到"清气在下，则生飧泻"，因此治疗的首要重在止泻，如何止？升阳固摄！故辨为清气下陷之泄泻，用李东垣的升阳益胃汤升提止泻为法，用桃花汤温中固摄为法。患者泄泻日久，出现严重脱发，是由脾损及肾，盖"精不足者，补之以味"，故以参苓白术散补其脾气，益其饮食；加鹿茸以大补精血，如是则泄泻止而头发生。

《素问·灵兰秘典论》

　　《素问·灵兰秘典论》是《黄帝内经》上卷中的第八篇。这篇经文讲述了中医学中的"藏象"问题，属于《黄帝内经》的核心内容，同时也属于整个中医学的理论核心。

　　《黄帝内经》中集中阐述藏象理论的篇章只有寥寥几篇，其他藏象内容都散在各个篇章当中，而《素问·灵兰秘典论》本篇不足500字，在整个《黄帝内经》藏象理论中起着举足轻重的作用。"藏"有两层含义，一个是指名词"内脏"，一个是指动词"藏储"；而"象"则有三层含义，一个是指人体内部的脏腑形态之"象"，比如"心象尖圆，形如莲花"，另一个是指"外在的表象"，如心之象可以通过面色、舌色去判断，第三还包含相通应的自然之象，如心"为阳中之太阳，通于夏气"。中医学藏象理论是基于"有诸于内，必形于外"的理论认识，采用"司外揣内"的分析方法来认识和研究人体五脏六腑的功能。所以"藏象"一词具有鲜明的中医学特色。

　　篇名使用了"灵兰秘典"，这是因为在古代，把帝王藏书的地方叫做"灵台、兰室",即"神灵相接,其气如兰",简称为"灵兰"。"秘典"就是"珍秘的典籍",意指不可以随便外传的经典。正如本篇最后的总结:"藏灵兰之室,以传宝焉。"总的来说,"灵兰秘典"指的是非常珍贵并要保存下来的宝典。

在本篇中,我们的中医先贤将人体脏腑按照功能的不同和作用的大小进行"官职"排位,给了后学者耳目一新的感觉。比如,把心视为君主、把肺看作文相、把肝任命为武官、胆为监察官、膻中为使官员……

"黄帝问曰:愿闻十二脏之相使,贵贱何如。岐伯对曰:悉乎哉问也。请遂言之。心者,君主之官也,神明出焉。肺者,相傅之官,治节出焉。肝者,将军之官,谋虑出焉。胆者,中正之官,决断出焉。膻中者,臣使之官,喜乐出焉。脾胃者,仓廪之官,五味出焉。大肠者,传导之官,变化出焉。小肠者,受盛之官,化物出焉。肾者,作强之官,伎巧出焉。三焦者,决渎之官,水道出焉。膀胱者,州都之官,津液藏焉,气化则能出矣。凡此十二官者,不得相失也。"

黄帝首先提出问题:"愿闻十二脏之相使,贵贱何如。"在这里,"十二脏"是对"六脏六腑"的统称,"相使"是"相互使用""互为作用"的意思,"贵贱"指的是"主和从"的关系。所以,这句话完整的意思是"我想听你讲一讲这十二脏腑之间的关系和它们的主从地位是怎样的"。岐伯回答说："您问的问题这么详细和全面，那容我慢慢来解答吧。"

这里需要注意的是黄帝并没有直接问每一脏每一腑的功能，而是询问它们之间的相互关系，说明在作者心中脏腑之间的相互关系远比它们各自的功能重要得多，这一点对临床的指导意义在于治疗疾病最重要的是恢复脏腑之间的相互关系。

岐伯首先说的是心，"心者，君主之官也，神明出焉"，上来就将心看作"君主"。在封建王朝，既然心为君主，那么其他的就只能是"俯首称臣"的"臣"了，因此，在这十二脏腑中，除了心以外，其他所有脏腑都是"臣"，主从地位一下子就明了了。进一步说，既然心为君主之官，那么，"神"就住在此处了，而心为神明发出的场所。我们在大量的中医文献中看到的"心藏神""心主神明""心为神之府"等论断，都源于此篇文章。总之，在《黄帝内经》时代，只有一种认识，这就是"心主神明""心藏神"。至于心藏脉这一功能是为心主神明服务的，因为脉中之血为神志活动的物质基础。

"肺者，相傅之官，治节出焉"，"相傅"即太傅、宰相。中医认为，气与血是人体最重要的两大物质基础，所以，掌管"气"的官儿必须是一个大官儿。在人体中，"主管"气的就是"肺"，所以，肺被任命为"相傅之官"，地位仅次于君主。这句话简单来说就是，治理、调节人体之气的脏器是"肺"，其功能都来自于此，所以叫"治节出焉"。

"肝者，将军之官，谋虑出焉"，刚才提到气和血是人体最基本的两大物质基础。气，归"相傅之官"的肺去管理，接下来的"血"，也必须是一个大官，这就是"肝"。根据阴阳理论，气是看不见的阳、血是看得见的阴。如果说，"管"阳气的是一个"文官"，那么，"管"阴血的就必须是一个"武官"，这个"武官"就是肝。当然血属阴，需赖阳以动，因此肝也具备疏调气机的功能。因此，肝被任命为"将军之官"。从生理功能上讲，肝藏血、肝主疏泄，所以，肝在人的精神情志活动中也占有极其重要的地位。肝在志为怒，指的就是血不能逆行而要顺行。我们说一着急就"乱了方寸"，也是说的"血乱了"。因此。能不能静下心来思考问题、冷静地解决问题，就落在"藏血"的肝上了。从这个角度来说，"谋虑""深谋远虑"，就出自这个脏器。所以说，肝者，"谋虑出焉"。

"胆者，中正之官，决断出焉"，从生理功能上讲，胆的作用是储藏和排泄精汁以助脾胃之运化。从情志上讲，在中医几千年的临床实践中发现，凡是优柔寡断、谨小慎微、遇事思来想去、瞻前顾后、失眠害怕的人，都和"胆"有一定的关系，要么"胆虚"，要么"胆寒"，要么胆被邪扰。所以，碰到这样的情况，就会举棋不定，难以决断很多事情。因此，当"胆"的生理功能正常的时候，就一定会公正、果断、勇于担当、敢于决断的。也正是从这个意义上讲，我们的祖先将其任命为"中正之官"，很多决断都是由此发出的。

"膻中者，臣使之官，喜乐出焉"，中医里的"膻中"，有三个意思：一是指的心窝这一块儿，二是指的心窝这里的一个穴位，三是指的和心相对应的"心包"或"心包络"。这就好比中国象棋中的将帅所在的"九宫格"，膻中的目的是保护将帅，不让他们受到伤害。与此同时，作为君主的"心"的意志及其喜乐，也是通过"心包"表达出来的。因此，中医将此种功能叫做"代心行令""代心受邪"。

"脾胃者，仓廪之官，五味出焉"，古人心思很细腻也很讲究，他们把没有去掉壳的叫作"谷"、把去掉壳的叫作"米"，又把存储谷的叫作"仓"、把存储米的叫作"廪"。总之，"仓廪"指的就是储放粮食的仓库。在人体中，具有类似功能的就是"脾和胃"。所以，脾胃者，被称为管理粮食的官员，叫"仓廪之官"。在这里，更多的是指"胃"，属于一个"腑官"，级别并不高。脾胃功能正常，可正常感知饮食五味，若脾胃功能失调，临证常常见到口淡、口中甜腻等症状，所以，称其功能为"五味出焉"。

"大肠者，传导之官，变化出焉"，在这里大肠也是"腑官"，顶多是个"运输部长"，职能是糟粕的运输管理，所以，大肠被任命为传导之官。吃进去的任何东西代谢为糟粕后通过大肠传输至体外，在古人眼里，这种变化就来源于此处，故叫"变化出焉"。

"小肠者，受盛之官，化物出焉"，在这里，"盛"读作"cheng"，即"盛纳"的意思。"受盛"就是接受从胃传下来的东西并盛放起来。"化物"就是将这些东西慢慢"化生开来"。这句话完整的意思是，小肠把从胃里腐化掉的食物先接收下来，然后再慢慢化生开来。同时，在小肠里泌别清浊，即把精华的部分留下来吸收并传输，把糟粕的部分向下传输给大肠。在这里，小肠有点儿"分拣官"的意思，即把好的留下来再通过脾气输布给全身，把糟粕传递到大肠排出体外。小肠中还有一部分水液通过肾脏的气化作用渗入膀胱，最终排出体外。正是因为有了这样的一些功能，所以，小肠被任命为"受盛之官"。

"肾者，作强之官，伎巧出焉"，在这里，"作强之官"，几乎所有的文献都没有给予肯定的解释，一是不知道古时候"作强之官"到底是个什么"官职"，再者也不知道"作强"表达的是什么意思。所以，对于这样一个称谓，只能是现代人以现代思维各做各的解释了。既然都没有真凭实据，我倾向于从字面上对其做自己的理解。我的理解是，因为"肾藏精""精生髓""髓养骨"等原因，所以精足的结果就是，身体健壮、力大超人、精力过剩、技艺超群。从这个意义上去理解，肾者就是组织一身力量、管理思维技艺的重要官员。"技巧、才能、敏捷、力量"等都出自此，因此，古人将其命名为"作强之官"。

"三焦者，决渎之官，水道出焉"，在我国的汉字中，"渎"就是水道的意思，古时候将长江、黄河、淮河、济水这四条独立入海的大河称为"四渎"。"决"是清除水道中淤泥的行为，"决渎"就是清理水道。"决渎之官"就是管理清理水道的官员。至于"三焦"在这里，很显然是把它看作全身上中下的一条"水道"。"三焦者"就是这条水道的"管理者"。由于它的管理，水道方能顺畅通行。因此，严格地说，"三焦"在本篇特指的是"水道"。因为在其他章节中，也有指"谷道""气道"及具有其他功能的"孤腑"的意思。

"膀胱者，州都之官，津液藏焉，气化则能出矣"，在这里，"州"指的是水中的陆地，"都"指的是水泽聚在一起的意思，"州都"指的就是水液聚集的地方。因为膀胱在人体的最下方，又是存储人体水液的地方，所以将膀胱看作"州都"，而管理州都的即"州都之官"。贮藏在这里的津液，通过气化的作用，使其排泄出去。这里所讲膀胱由气化，其实严格来说，主要指的是通过肾的气化作用，将水液排出体外。或者说膀胱的气化功能是肾的气化功能的延续。这里的描述是津液藏焉，气化则能出矣。

介绍完这十二个官位之后，岐伯强调："凡此十二官者，不得相失也"，即这十二个职位的官员，应该相互协调而不应该处于失调的状态。随后，岐伯又说了一句很中肯且著名的话：

"故主明则下安，以此养生则寿，殁世不殆，以为天下则大昌。主不明则十二官危，使道闭塞而不通，形乃大伤，以此养生则殃，以为天下者，其宗大危，戒之戒之。"

在这里，从正反两方面阐述了"心为君主之官"的含义。如果作为"君主"的心功能正常，那么，其他十一脏腑的"臣"也就会相安无事。用这样的道理来养生，就可以长寿。终其一生而不会得病。如果是以这样的方式治理天下，那么，天下就会繁荣昌盛起来。

如果作为"君主"的心功能失调，那么其他十一脏腑的"臣"，也就岌岌可危，其气血运行的道路就会堵塞，形体也会因此而受到伤害。在这样的方式下养生，其结果一定会招致灾殃。同样的原理，如果用这样混乱的方法去治理天下，就会动摇国家的根本，所以一定要警惕再警惕才是。这其实就是讲了一个老百姓都知道的"上梁不正下梁歪"的浅显道理。

岐伯接着又说："至道在微，变化无穷，孰知其原"，"道"指的是医学之道，"微"指的是精深微妙。即医学之道，精深微妙且变幻无穷。那么，对于这样的问题，有没有人能通晓其本原、根源呢？即"孰知其原"。

岐伯自问自答道："窘乎哉，消者瞿瞿，孰知其要。闵闵之当，孰者为良。"在《黄帝内经》中，"窘乎哉"这三个字在很多场合都出现过，有时是岐伯的感叹，有时又是黄帝的感叹。"窘"就是"为难"的意思，这三个字加在一起就是一句"叹语"，相当于北京话里的"哎哟喂"，也相当于东北话里的"这咋整啊"。书面语来解释就是回答这样的问题，这也有点太难啦！"瞿瞿"这两个字，上面有四个"目"，所以，在古文里的意思是，"眼目转动求索貌"，是特别渴望知识、认真求学的一种状态。"消者"被认为是"肖者"的笔误，而古文中的"肖者"指的是贤者、有学问、有道德的人。"肖者瞿瞿"说的是有学问的人刻苦勤奋的样子。"孰知其要"是说，谁又能知道其深邃的要领呢？"闵闵之当，孰者为良"在这里，"闵闵"就是深远的意思。这句话又重复地说，医学中深远、妥当的道理，究竟哪一个是更好的、哪一个又是最对的，这又有谁真能说得清楚呢？

其实，岐伯在这里提出了三个问题：孰知其原、孰知其要、孰者为良。所以，岐伯在这一段想要表达的完整意思是，对于精深微妙且变化莫测的医学之道，有谁能解释清楚呢？即使是那些勤奋刻苦钻研的有学问的人，又怎么能说清楚其中的要领呢？对于医学里面一些很深远的道理，又有谁能说得清楚究竟哪个是对的哪个是更好的呢？中医学真的是至真至深至精至微啊！

> "恍惚之数，生于毫厘，毫厘之数，起于度量，千之万之，可以益大，推之大之，其形乃制。"

在恍恍惚惚的混沌之中，慢慢开始出现了毫，出现了厘，毫和厘越积越多之后，就有了度量的可能。将这些毫和厘再放大一千倍一万倍，甚至再继续放大到更大，其形状就出来了，这个时候，就可以对其度量，制订规则和认识掌握了。其实，岐伯在这里强调了两个内容，一个是量变的"量"，一个是量变以后的"质"。即既要看到量变过程中量的变化，又要看到量变以后形成的质的变化。

> "黄帝曰：善哉，余闻精光之道，大圣之业，而宣明大道，非斋戒、择吉日不敢受也。"

黄帝听完岐伯这一番见解后，高兴地说道："真是太好啦！我听的这些都是最精华、最重要的医学之理，这真是大圣之业啊。你把这样深奥的医道理论宣讲得这样明白通畅，如果不斋戒沐浴不选择吉日良辰，那是不敢接受的啊。"

于是，"黄帝乃择吉日良兆，而藏灵兰之室，以传保焉。"这样，黄帝选择了吉日良辰，将岐伯的这些金玉良言整理成册并珍藏在了灵台兰室之中，以便传给后世之用。

之前提到藏象学说是《黄帝内经》乃至整个中医学的核心理论，这一思想贯穿于《黄帝内经》的始终。不过专门论述"藏象"理论的，在《黄帝内经》中大概也就十篇左右，而《灵兰秘典论》就是其中的一篇，而且还是极其重要的一篇。

这一篇的一个最大特点是，把人体的十二个脏腑按照功能的不同和作用的大小进行了"封官排位"。这一特点体现在了本篇的第一段，因此，后世也有医家将这段叫作"十二官"排位。其实，"官"本身就有"管理"的意思，也是某种功能的体现。比如，运输部长是管理运输方面工作的部长；水利部长是管理水利方面的部长等。在这一篇章里，《黄帝内经》的作者根据十二脏腑的特点给予了它们不同的官位。

心是至高无上统管一身的君主；肺是辅佐君主管理一身之气的宰相；肝是管理血液存储运行的武官；胆是管理决断、主持公平正义的法官，膻中是君主的外围嫡系，是"代君行令"并让君主愉悦的"臣使之官"；脾和胃是管理粮食存储的"仓廪之官"；大肠是传输糟粕的"传导之官"；小肠是负责把胃里传递下来的腐物泌别清浊的"受盛之官"；肾是管理人体能力、智力和生殖行为的"作强之官"；三焦是管理水道的"决渎之官"；膀胱也是管理"水"的官员，不过，和"三焦"不一样，他管理的是膀胱这个固定的湖泊。

可以看出，肝、心、脾、肺、肾这五脏，是藏精的器官，所以，都是"大官儿"，君主将相都集中在这里。

在《灵兰秘典论》这一篇里，把脾和胃放在一起说明，即"脾胃者，仓廪之官，五味出焉"。但是，在《素问·刺法论（遗篇）》中，是将脾和胃分开来介绍的。原话是这样说的："脾为谏议之官，知周出焉……胃为仓廪之官，五味出焉。"关于脾，这句话的简单解释就是，脾属土，位于五脏六腑的中央，所以，它什么都知道，什么都能感觉出来，任何地方一有毛病，它就会反映出来，并且以它的方式提出"谏议"。比如心、肺、肝、胃，包括四肢肌肉等形体组织不合适了，它立马就会有所反应。因为这样的原因，古人认为它什么都清楚什么都懂，所以，叫作"知周出焉"。"知周"就是天下万物无所不知的意思，"知周出焉"用白话翻译过来就是，很多信息都是出自这里。

总之，《灵兰秘典论》这一篇文章的结论是只有作为君主的"心"功能正常了，其他十一脏腑才有可能正常、才能安定下来，即"主明则下安"，反之，"主不明则十二官危"。在此，岐伯提出了一个至理名言，即养生和治国的道理是一样的，如果"上梁不正"，那么"下梁就歪"。

《素问·五脏别论》

　　《素问·五脏别论》是《素问》的第十一篇。全文 420 多字，在《黄帝内经》中属于袖珍级别的文章，所以，被认为是"经文之小品"。本文基本上分为两段，也就是黄帝提了两个问题，岐伯回答了这两个问题。由此，构成了本文的全部内容。

　　"黄帝问曰：余闻方士或以脑髓为脏，或以肠胃为脏，或以为腑，敢问更相反，皆自谓是，不知其道，愿闻其说。岐伯对曰：脑、髓、骨、脉、胆、女子胞，此六者，地气之所生也，皆藏于阴而象于地，故藏而不泻，名曰奇恒之腑。夫胃、大肠、小肠、三焦、膀胱，此五者，天气之所生也，其气象天，故泻而不藏，此受五脏浊气，名曰传化之腑，此不能久留，输泻者也。魄门亦为五脏使，水谷不得久藏。所谓五脏者，藏精气而不泻也，故满而不能实。六腑者，传化物而不藏，故实而不能满也。所以然者，水谷入口，则胃实而肠虚，食下则肠实而胃虚。故曰实而不满，满而不实也。"

　　方士，在古代通常指的是从事医、卜、星、相类职业的人。《黄帝内经》中，出现过多次这样的称谓，在此主要指的是"医生"。黄帝问道："我听说在一些医生当中，有的人把脑和髓看作脏，有的人把肠和胃看作脏，又有的人把脑、髓、肠、胃等都看作腑。如果我冒昧地再多问一下呢，其答案都不一样，甚至有些答案还是相反的。但他们还都说自己说的对，这样我就不知道其中的道理了，希望你对这样一个问题好好解释解释吧。"

　　岐伯首先回答了第一个问题，在人体中，脑、髓、骨、脉、胆、女子胞这六个器官，称为"奇恒之腑"。它们是由"地气"所生，也就是由"阴气"所生；奇恒之腑中藏纳的是阴精；如果"取象比类"的话，其"象"更像大地，即可以藏储而不会泄出。因为这样的原因，它们被叫作"腑"而不是"脏"。但又不是通常意义上的"腑"，因为它们藏的是阴精，所以，叫作"奇恒之腑"。这六个脏器，都是"空心状"，但在其中，贮藏的都是精华，因此，就把它们叫作"奇恒之腑"。"奇"就是奇异、特殊，"恒"就是恒常、不变，"奇恒"就是奇于恒、异于常，和平常不一样，"奇恒之腑"指的就是和平时说的"腑"不一样的"腑"，也就是既像腑又不像腑的一种"腑"。

　　应该说，这就是中医对"奇恒之腑"的概念和定义。因为在《黄帝内经》162 篇文章中，只有在这里提到了"奇恒之腑"这个概念，其他地方再没有提起过这个概念。以后我们凡是见到"奇恒之腑"这个概念，至少知道了这个概念出自《素问·五脏别论》这一篇经文。

下面再看岐伯回答的第二个问题：胃、大肠、小肠、三焦、膀胱，这五个器官，是由天气所生，也就是由"阳气"所生。从"取象比类"上来说，其"象"更像"天"，因为阳主动、主宣泻，所以，这五个器官的功能就是泻而不藏。这五腑，还接受并受盛从五脏排出来的浊气。因为受盛的浊气不能久留，只能排泄掉，所以，它们被叫作"传化之腑"。

"魄门亦为五脏使，水谷不得久藏"，这里的"魄门"，指的是"肛门"。一种解释是，"肺藏魄""肺与大肠相表里"，所以，大肠的"终端"就叫作"魄门"；另有一种解释是，因为"魄"与"粕"在古代有时候串用，所以，也就把粕门换成了魄门。无论哪个称谓，魄门也是被五脏之浊气所驱使，其糟粕可以藏，但"不得久藏"的那道"门"。这和上一句讲的五腑中所藏的糟粕是一样，可以留，但"不得久留"。

在这里，很清楚地对奇恒之腑和五腑做了区别，奇恒之腑是"地气之所生也，皆藏于阴而象于地，故藏而不泻"。五腑是"天气之所生也，其气象天，故泻而不藏"。从阴阳属性上来讲，奇恒之腑属于阴性，由地气所生，藏而不泻；五腑属于阳性。由天气所生，泻而不藏。

紧接着，岐伯对五脏六腑的特点做了个小结。他说，五脏的功能特点是藏精气而不能泻，也就是说，精气在五脏中越饱满越好，但是，不能用浊气去填实。六腑的功能特点是对六腑内水谷之物的传输，所以，这些水谷之物在六腑中不能停留，不能储藏。因此，腑脏中的水谷之物可以充实，但不能被塞得满满当当。

当水谷之物从嘴里进入的时候，先到了胃里，这个时候，胃就实了，而肠道还是空虚的。过了一段时间，食物再向下进入肠道的时候，则肠道就是实的，而胃又变空虚了。这就叫作六腑可以经常充实但是不能壅滞盈满，五脏应该饱满但是不能被邪气蕴滞。

下面看一个医案，这是一个腹腔手术后大便不通案，选自《熊继柏临证医案实录》。

黄某，女，52岁。

初诊（2001年6月16日）：患者因患子宫癌，于2001年5月25日做子宫切除术，手术较顺利，并经检查证实癌细胞未见扩散。但手术后至今已20余天，患者始终未解大便，仅矢气几次，腹胀、腹痛，不能进食。近10日来，小便亦点滴不通。且身发低热，体温在37.5～38℃。医院组织数次会诊，并几次邀请外院专家前来会诊，诊断结论一致：术后肠粘连，肠梗阻。解决的办法是再行剖腹手术。但患者精神极其疲乏，体质虚弱，患者及其家属均拒绝再次手术。刻诊见患者卧于病榻之上，腹部胀大如鼓，口中呻吟不止，面呈痛苦之状。腹胀、腹痛难忍，大便不通，小便全靠导尿。时而恶心欲呕，口干，不能进食。扪其腹部，尚不坚硬，且叩之有声，并非板状。舌淡红，苔黄厚而燥，脉沉滑。

辨证：腑实燥结。

治法：通腑泻下。

方药：大承气汤。

生大黄30g，炒枳实20g，炒厚朴15g，竹茹20g，芒硝（冲服）10g。2剂，水煎服。嘱其频煎频服，每1小时服1次药，昼夜连服，待大便通时即停服。

6月17日下午，患者家属电话告知，患者于16日晚11点开始服药，至17日早晨7点，已服药7次。今早7点半，患者腹中响鸣，并呼腹痛较甚，遂用热毛巾做了几次热敷，数分钟后，连转数次矢气。8点许，患者坐卧不宁，众人便扶着她在床边走了几步，突然病人要求排便，一次排出粪便约大半痰盂之多，奇臭无比，从上午8点到12点，连续排便5次，小便随之通畅。

二诊（2001年6月18日）：患者大小便已通，下腹部胀而不痛，已能进食少许，低热已退，口苦，舌苔黄腻，脉细而滑，予加减连朴饮治之。

黄连3g，厚朴30g，法半夏10g，广木香6g，炒枳壳10g，鸡内金10g。5剂，水煎服。

三诊（2001年6月23日）：诉腹胀已除，大小便正常，食纳尚少，口中转淡，精神疲乏，舌苔薄白，脉细。改拟香贝养荣汤善后。

西洋参片10g，炒白术10g，茯苓10g，当归10g，白芍10g，熟地黄10g，陈皮10g，桔梗10g，浙贝母20g，香附10g，鸡内金10g，炒枳壳10g，甘草6g。15剂，水煎服。

"魄门亦为五脏使"，同理，魄门启闭失常，五脏亦受影响而症见发热、恶心欲呕、口干、腹胀等，法当急下，故用方宜峻而药宜重，若以轻缓之剂徐徐下之，则不唯实结难通，且易挫伤正气。要知，以峻猛之剂治急暴之症，贵在神速。"有故无殒，亦无殒也"即是此理。

　　"帝曰：气口何以独为五脏主？岐伯曰：胃者，水谷之海，六腑之大源也。五味入口，藏于胃以养五脏气，气口亦太阴也，是以五脏六腑之气味，皆出于胃，变见于气口。故五气入鼻，藏于心肺，心肺有病，而鼻为之不利也。"

　　"凡治病，必察其下，适其脉候，观其志意，与其病能。拘于鬼神者，不可与言至德。恶于针石者，不可与言至巧，病不许治者，病必不治，治之无功矣。"

　　"气口"，即寸口，就是我们诊脉的常用部位。

　　黄帝问，为什么寸口诊脉能诊察五脏六腑之病变呢？岐伯回答道：胃是人体中盛纳水谷最大的器官，所以叫"水谷之海"。胃还是为六腑提供营养物质的源泉。饮食五味，经口而入胃中，经胃的腐熟、脾的运化后，脾将水谷精微之气输布到五脏。这就是"藏于胃以养五脏气"的原意。

　　脾所在经脉为足太阴脾经，肺所在经脉为手太阴肺经。在中医理论中，同名经脉在生理和病理的很多方面是联系在一起的。太阴肺经起于中焦，这样，通过对手太阴肺经的寸口诊脉，至少可以同时诊察出手太阴肺经和足太阴脾经的状况。因此，岐伯说，"气口亦太阴也"，所以，五脏六腑得到的水谷精微之气，都来自脾胃，并通过寸口脉表现出来。

"五气"指的是"风暑湿燥寒"，"五气入鼻"说的是从鼻进入的这五气，先接触到的是上焦的心和肺。如果心和肺有病的话，那么，鼻的功能就会减弱，要么呼吸不畅，要么嗅觉失灵。作者从诊断学角度分析，告诉读者可以通过诊察患者五官七窍的不同表现，测知相应内脏的病证。从此句原文还可以看出，五脏与五官不单纯是一脏与一官的机械配属，同时也示范性地说明了一脏与五官、一官与五脏的广泛联系。

但凡诊治疾病，对整个身体上下的情况都要重视。要摸摸脉，看看病人的情志，同时要观察一下其他的病证。因为上段刚说了寸口脉可以独主五脏病证，在这里作者怕引起后学者的误解，赶紧提到四诊合参的重要性，"凡治病，必察其下，适其脉候，观其志意，与其病能。"

对于那些迷信鬼神的人，就不要和他们谈论什么至深的医学道理了；对于那些讨厌、厌恶针灸和砭石等治疗方法的人，也就不要和他们谈论什么至巧的医疗技术了；对于那些不配合医生治疗的病人，结果一定治不好，如果非要给这种病人治疗的话，也不会有什么好的功效。

到现在为止，《素问·五脏别论》这一篇就学习完了。这一篇是从"另外的""别的"角度讲五脏，所以称为"五脏别论"。这一篇经文主要讲了几个问题，从功能、性质和"象"的角度区分了三个概念：奇恒之腑、腑、脏。其中，腑属阳、脏属阴、奇恒之腑是腑的形状但是具有脏的功能，所以，从本质上来说，也属阴。

负责贮藏阴精的就是脏，负责传输水谷的就是腑，奇恒之腑具有贮藏的功能，同时也有泄泻的特点（比如胆）。五脏非常明确是"五个"：肝、心、脾、肺、肾。奇恒之腑也非常明确是"六个"：脑、髓、骨、脉、胆、女子胞。一般情况下，六腑也很明确，即胆、胃、大肠、小肠、膀胱、三焦，平时都讲"六腑"。因为胆既是六腑，又是奇恒之腑之一，只有在这一篇里，即专门讲奇恒之腑的时候，才提出了"五腑"的概念。"奇恒之腑"这个概念，是中医理论的特有概念，也只是在《黄帝内经》中才明确并提出来的概念，还是只在这一篇《五脏别论》里明确出来的概念，在《黄帝内经》其他161篇文章中，再没有提及。奇恒之腑，是一个很重要的中医概念，正因为这个概念的提出，才明确地区分出了什么是脏、什么是腑、什么是奇恒之腑，使得对人体内脏的研究，变得简单和清晰起来。五脏的特点是：藏精气而不泻，满而不能实。六腑的特点是：传化物而不藏，实而不能满。

这一篇章还明确指出：通过诊察寸口脉，就可以知道五脏的病理生理变化。这一篇章的另外一个重要观点是：心肺有病，而鼻为之不利。这就提醒我们，通过审察外在官窍的症状表现，可以知晓内在脏腑的病变，而不仅仅是诊脉才能获得脏腑病变信息。《黄帝内经》的作者处处都在告诉后学者全面审察的重要性。

《素问·太阴阳明论》

　　《素问》的第29篇是《太阴阳明论》。这一篇主要讲述的是"脾和胃"的关系。在中医理论中，"太阴"有两个：一个是手太阴肺经，一个是足太阴脾经。与太阴相对应的"阳明"也有两个：一个是手阳明大肠经，一个是足阳明胃经，这一篇所谈及的"太阴阳明论"，主要指的是足太阴脾和与之相表里的足阳明胃。

　　这一篇里面的一些概念比较绕，我们一点一点来学习。

　　　"黄帝问曰：太阴阳明为表里，脾胃脉也。生病而异者何也？岐伯对曰：阴阳异位，更虚更实，更逆更从，或从内或从外，所从不同，故病异名也。"

　　在这里，黄帝首先发问道，太阴和阳明一个是脾的经脉、一个是胃的经脉，它们是互为表里的关系，但为什么两者所生疾病的证候却不一样呢？岐伯回答说：太阴脾属于阴经，阳明胃属于阳经，这是两条不同的经脉，循行的路线不一样，所患疾病就有虚实逆从之分，而且有的病从内部发生，有的病由外部引起，病因不一样，因此，病证也就不一样了。

黄帝和岐伯接着有了如下的问答。

"帝曰：愿闻其异状也。岐伯曰：阳者天气也，主外；阴者地气也，主内。故阳道实，阴道虚。故犯贼风虚邪者，阳受之，食饮不节，起居不时者，阴受之。阳受之则入六腑，阴受之则入五脏。入六腑则身热不时卧，上为喘呼；入五脏则腹满闭塞，下为飧泄，久为肠澼。故喉主天气，咽主地气。故阳受风气，阴受湿气。"

黄帝继续说道，那我倒想听一听它们之间有什么区别啊。岐伯说：阳者，指的是阳明胃之经脉，像天气或者阳气一样，管理的是人体的外表。阴者，指的是太阴脾之经脉，像地气或者阴气一样，管理的是人体的内脏。从属性为阳的"腑"来说，常常患的是"实证"；从属性为阴的"脏"来说，往往患的是"虚证"。因此，叫"阳道实，阴道虚"。除了脾和胃以外，对于五脏和六腑来说，都是一个道理，是通用的。这句话是中医里面的一个重要理论，简单的解释就是，肠胃等阳腑，多患有实证；脾肾等阴脏，多患有虚证。

当外感六淫邪气侵袭人体的时候，最先受到伤害的是人体的阳气。而饮食不节、起居失调的时候，首先受到伤害的则是人体内部的阴气，这就是上段的"或从内或从外"。紧接着这句是互文的用法，阴阳二气伤损后都会影响体内的五脏六腑，六腑病变的症状就是发热、失眠、喘息；五脏病变的症状为脘腹胀满、泄泻，时间久了以后还会出现痢疾等症状。

喉下连气道主管的是看不见的气的出入，即喉主管呼吸；咽下连食管主管的则是看得见的饮食，即咽主管吞咽饮食。由此说来，人的体表、头面、阳腑就容易受到风邪的侵袭。人的体内、下肢、阴脏就容易受到属于湿邪的侵袭。和本篇联系起来就是，风邪先伤阳明胃经，湿邪先伤太阴脾经，这属于中医同气相求的理论。

　　　　"故阴气从足上行至头，而下行循臂至指端；阳
　　气从手上行至头，而下行至足。故曰阳病者上行极而
　　下，阴病者下行极而上。故伤于风者，上先受之，伤
　　于湿者，下先受之。"

这一段话的意思是：这里的"阴气""阳气"指的是手足三阴三阳经脉之气，"阴气从足上行至头"，是说足三阴经的循行路线是从足开始一直到头面部。"而下行循臂至指端"，说的是手三阴经的循行路线是从胸中开始沿着手臂到手指尖。"阳气从手上行至头"，是说手三阳经的循行路线是从手指到头面部。"而下行至足"，是说足三阳经的循行路线是从头面部到足。所以说，阳经病邪的特点是，向上运行到了极点后，开始向下运行。阴经病邪的特点是，向下运行到了极点后，开始向上运行。《类经·疾病类·十三》中云："盖阴气

在下，下者必升；阳气在上，上者必降。脾阴胃阳，气皆然也。"这样，当风邪来的时候，首当其冲受到伤害的是人体上部。当湿邪来的时候，最先受到伤害的是人体下部。

"帝曰：脾病而四肢不用何也？"

黄帝问，为什么脾有病会影响四肢的运动呢？

"岐伯曰：四肢皆禀气于胃，而不得至经，必因于脾乃得禀也。今脾病不能为胃行其津液，四肢不得禀水谷气，气日以衰，脉道不利，筋骨肌肉，皆无气以生，故不用焉。"

岐伯的这段话回答了以下内容，第一，四肢的濡养都得益于因胃的受纳而化生的水谷精微之气；但是，胃不能直接将这些精微之气送达四肢，必须通过脾气的输布，才能达到营养四肢的功效。第二，如今，脾发生病证而不能帮助胃运行水谷精微的时候，四肢就得不到水谷精微之气的濡养，那么，四肢的精微之气就慢慢衰减，经脉就不再顺畅，肌肉和筋骨也就再没有精气滋养，所以其活动就受限，功能就有所丧失了。

特别强调一点，在这里作者仅仅是以举例子的方式阐述脾病的一个常见病理症状，而不是脾病只有"四肢不用"这一个症状，虽然"脾为胃行其津液""脾主四肢"，但也不仅仅意味着脾为胃行津液只到四肢，脾主运化升清，全身五脏六腑、四肢百骸都依赖脾所运化的水谷精微的滋养。在这里仅仅是举例而已。

"帝曰：脾不主时何也？"黄帝继续追问道，肝、心、肺、肾这四脏，各有各自所主的季节，如肝主春、心主夏、肺主秋、肾主冬等，但只有脾没有自己单独所主的季节，这是为什么？

> "岐伯曰：脾者土也。治中央，常以四时长四脏，各十八日寄治，不得独主于时也。脾脏者，常著胃土之精也。土者生万物而法天地，故上下至头足，不得主时也。"

我们来看，对于这个问题，岐伯是如何回答的，他提到在五行中，脾属土，位于人体的中焦，所治理管辖的部位也就在这个位置。通常情况下，脾在春夏秋冬四个季节都可以帮助相对应的四脏的运行。因为脾属土，又位于中央，所以，每个季节中都有土的"影子"。脾主的时令，"暂时寄居"在春夏秋冬四季的最后18天。这样4×18=72天，一年四季的72×5=360天。也就是说，春夏秋冬每个季节都有72天，脾主的是长夏，也有72天。不过，这个长夏的72天分成了四个18天，这18天在每个季节的最后。也可以说，是指立春日、立夏日、立秋日、立冬日之前的18天。按照这样的说法，脾并没有单独而连续的"主"某一个季节。这就叫"各十八日寄治，不得独主于时也"。

所谓脾脏，往往可以使得胃中的水谷精微之气布达于全身。它就像大地遵循着天地运行的规律一样使得万物自然生长。因此，从上到下、从头到脚，脾就不可能只是管理人体的某一个部位；从春到夏到秋到冬，脾也不可能只主管一个季节。这就叫"故上下至头足，不得主时也"。《黄帝内经》中重视脾胃的观点，在本篇中体现得尤为明显，对后世医学的发展有着重要影响，例如金元医家李东垣，就是在这个理论基础上，根据自己的临床实践所得，开创性地提出了内伤病证的理法方药体系，并将内伤病证的治疗着眼点落在脾胃上。

在本篇结尾，黄帝提出了最后一个问题，"帝曰：脾与胃以膜相连耳，而能为之行其津液，何也？"

黄帝问道，脾和胃仅一膜相连而已，怎么就能够为胃输布水谷精微呢？

"岐伯曰：足太阴者三阴也，其脉贯胃，属脾，络嗌，故太阴为之行气于三阴。阳明者表也，五脏六腑之海也，亦为之行气于三阳。脏腑各因其经而受气于阳明，故为胃行其津液。四肢不得禀水谷气，日以益衰，阴道不利，筋骨肌肉，无气以生，故不用焉。"

岐伯说：足三阴经指的是厥阴、少阴、太阴。其中，太阴"最阴"，为"三重阴"，所以岐伯说，"足太阴者三阴也"。足太阴脾经的经络走向贯穿于胃，隶属于脾，向上和咽相联系。这样，足太阴脾经就可以把胃的营养输送到手三阴和足三阴的经脉中。阳明胃经与太阴脾经互为表里，又为五脏六腑输送营养的源泉，这样，太阴脾经也可以把胃的营养输送到手三阳和足三阳的经脉中。五脏六腑正是因为脾经的作用而能够接收到阳明胃中的水谷精微。所以说，脾帮助胃将胃里面的水谷津液输布到全身的脏腑和形体组织。若四肢得不到脾所滋养的水谷精微之气，那么四肢的精微之气就慢慢衰减，经脉就不再顺畅，肌肉和筋骨也就再没有精气所滋养，所以其活动就受限，功能就有所丧失了。

本篇从脏腑阴阳、表里部位、经脉循行，以及生理、病理特点等方面，详细地论述了足太阴脾与足阳明胃的联系与区别，成为后世"脾胃学说"的理论导源。其中"脾不主时"理论，是《黄帝内经》中重要的学术观点，它与"脾主长夏"说共同强调脾土之气在整个生命活动中的地位，也是"脾为后天之本"的理论依据。"脾病四肢不用"正是从病理方面反证了"脾主四肢"的生理功能，对指导临床认识和治疗疾病具有较为实用的指导意义。

关于"十一脏取决于胆"。

中医学把人体的脏腑分为：五脏、六腑和奇恒之腑三个部分。五脏六腑大家较为熟知，而奇恒之腑则包括脑、髓、骨、脉、胆、女子胞。其中"胆"既属于"六腑"中的一个器官，和肝相表里。同时，按照"奇恒之腑"的概念，凡是中间是中空状但贮存有精华物质的器官，就叫"奇恒之腑"，因此，由于胆作为一个"空囊"贮存着胆汁精华，所以，又被排在了奇恒之腑的队伍中。这样，在整个人体中，既是"腑"又是"奇恒之腑"的"两栖器官"只有这一个，就是"胆"。《黄帝内经》中还提出了"十一脏取决于胆"的著名论断，但是，至于前人为什么对胆赋予如此重要的使命和荣誉，到现在为止，还没有一个人或者一本书能够给出令人信服的答案。我们可以从以下两个方面来探讨。

首先，胆在五脏六腑中有官位，《黄帝内经》称为"中正之官"，作用为"决断出焉"，也就是说，"胆"首先是一个"公平公正，敢于担当"的官员，我们常常说的一个人的胆子大不大、敢不敢，就是从"胆"的"决断性"上来说的。在日常生活中，我们常常说的"胆大妄为""胆小如鼠""浑身是胆""胆大心细""怒从心头起，恶向胆边生"等，和中医讲的"胆主决断"的这个"胆"有着很大的关系。从这个角度还可以说五脏六腑的功能能够正常发挥很大程度上都取决于胆主决断的功能，因为只有果断地决断，才能使心神得以安定，脾胃得以健运，肝得以疏泄，肾得以封藏。

其次，从中医子午流注的排序上讲，"胆气"在午夜开始活动，属于"一阳生"的起始点，就如同"星星之火"的火源一样，它的大与小、强与弱，对后面的事态发展起着至关重要的作用。一个人胆气足，说明体魄健壮。所以，"胆"在养生中也就显得格外重要。中医常常告诫大家，胆经当令、胆最活跃的"子时"，正是睡觉的时候，一定要睡觉，好好休息，睡足子时觉。这都是在说，把"胆"养好，第二天的精神就好，其他的五脏六腑也就会很健康。这是从一天来说的，对应到一年当中，同样如此，胆应少阳春生之气，所以常说"一年之计在于春"，春天阳气升发得好不好直接决定了其他季节阳气的长、收、藏的情况。

《灵枢·本神》

　　《灵枢·本神》在《黄帝内经》162篇中不算太长，全篇不到800字。这里我们着重讲第一段。

　　"黄帝问于岐伯曰：凡刺之法，先必本于神。血、脉、营、气、精、神，此五脏之所藏也。至其淫泆离脏则精失，魂魄飞扬、志意恍乱、智虑去身者，何因而然乎？天之罪与？人之过乎？何谓德、气、生、精、神、魂、魄、心、意、志、思、智、虑？请问其故。"

　　黄帝首先指出：在进行针刺治疗的时候（这里的针刺治疗可以扩展到运用中医药治疗疾病），需要"以神为本"，简单地讲就是要先把"神"定下来，也就是说必须先达到"气定神闲"的状态（这个"神闲"，包括了医生的沉着冷静和病人的安闲宁静两个方面）。这是本篇的中心句，下面的论述都是围绕着这个内容开展的。

人的血、脉、营、气、精、神这几个方面，都是藏于五脏的。如果这五个方面离开了五脏，那么，神气就会丧失、魂和魄就失守、无法内藏，志和意就会紊乱，智和思也会削弱。接下来黄帝提出问题：出现这些症状是什么原因引起的呢？是自然的原因造成的，还是人本身的问题呢？大过为罪、小错为过，所以天之过为罪，人之错为过。这是第一个问题。

还有什么叫德，什么叫气，什么叫精、神、魂、魄、心、意、志、思、智、虑等？而精、神、魂、魄、心、意、志、思、智、虑这些又是如何产生的？第二个问题相对来讲都是一些概念性的阐释。

"岐伯答曰：天之在我者德也，地之在我者气也。德流气薄而生者也。故生之来谓之精，两精相搏谓之神，随神往来者谓之魂，并精而出入者谓之魄。所以任物者谓之心，心有所忆谓之意，意之所存谓之志，因志而存变谓之思，因思而远慕谓之虑，因虑而处物谓之智。"

岐伯回答道：天赋予"我"的称为"德"，比如阳光、雨露、春生、夏长、秋收、冬藏等；地赋予"我"的称为"气"，比如大地、五谷、河川等。天德与地气相互结合，从而赋予了人之生命。这一句与"人与天地之气生，四时之法成"义同。而伴随着生命的产生，精、神、魂、魄、心、意、志、思、智、虑等也随之而形成。所以最初形成新生命的原始物质就叫"精"，即"生之来谓之精"。有了这种"精、气、神"的精，就具备了新生命形成的基础。"精"是看得见摸得着的物质，从阴阳的角度看，精属于"阴"。

"两精相搏谓之神"，这句话指的是阴阳中最精华的部分相互结合在一起，就产生了"神"，这个神就指的是"生命之神"。

"随神往来者谓之魂"，意思是说"魂"是随神的出没而出没的，魂是依附于神而存在的。如果一个人着了魔一样的疯疯癫癫，那就是神和魂分离了，比如"神魂颠倒"。而中医认为，魂与神相往来的时候，人们是没有感觉的，只有神魂分离的时候，人们才会有感觉，比如失眠、梦游等行为，都是魂不守舍、心不藏神的一种结果。

"并精而出入者谓之魄"，上面说到神和魂相往来，这句强调精与魄相出入，往来和出入是一个意思，都是指依附与相合的意思。"神"是抽象的、看不见摸不着的，随着神而运行的叫作"魂"。"精"是具体的、看得见摸得着的，随着精而运行的叫作"魄"。神和精是相对应的、魂和魄是相对应的，它们是阳和阴的关系。具体来说魂是神的层面，魄是身体的层面，所以通常我们叫"体魄"，而不叫"体魂"。我们说的"失魂落魄"，指就是的精神层面和身体层面都出了问题。到这个地方，精神魂魄的概念解释清楚了。

"所以任物者谓之心"，任，主管的意思。对于外界的事物能观察到、能感知、能接受、能胜任、敢担当的，就叫作"心"。这句话强调"心"对外界事物能作出第一反应，换句话说是由"心"所主管的。认真地对待这些事情，就叫"用心"，如果是相反的行为，那就叫"不用心"。我们通常说某人大大咧咧、做事不认真，那就叫粗"心"，甚至说得严重一点叫"无心"。

"心有所忆谓之意"，是指心里有所想但是还没有最后决定下来的那个心态，只停留在追忆、记忆层面的心理活动，就叫"意"。比如我们说的"意向书"，就是有了想法，但不是最后拍板的合同，还有改变的余地，这就叫"意"。还有"临时起意"也是这个意思。您"意下如何"等都是这个意思。

"意有所存谓之志"，这个临时起的"意"，经过反复考虑，留存并确定下来了，就叫"志"。我们说树雄心、立大志，意志坚强，都是这个志，就是永不改变的意思。"矢志不渝"表示的是永不变心。这其中，"意志坚强"是具体的从"意"到"志"越来越坚定的过程。

"因志而存变谓之思"，围绕已经确定的志向目标，为如何实现而反复考量、分析、比较的行为，称为"思"，即思考的思。

"因思而远慕谓之虑"，把以后的事情、未来发展的态势进行认真反复的思考、考量，叫作"虑"。这里主要指的是对未来的思考。所以有个成语是"人无远虑，必有近忧"。

"因虑而处物谓之智"，经过缜密的思考、反思、研究、分析，然后做出决定的行为，就叫作"智"。由此可见《黄帝内经》特别强调只有经过缜密的思考做出的决定才能称为有智慧的，并不是所有人都能做出正确和智慧的决定。

这一段是《黄帝内经》的经典对话之一，也是对"神"

所做的高度概括，同时对人的思维认知过程做了详细的分析，非常精辟。

当岐伯说完德、气、生、精、神、魂、魄、心、意、志、思、智、虑等概念以后，接着说了下面一句话：

> "故智者之养生也，必顺四时而适寒暑，和喜怒而安居处，节阴阳而调刚柔。如是，则僻邪不至，长生久视。"

岐伯的意思是说，对于那些智者，他们的养生理念是这样的：第一，顺应春夏秋冬寒暑的变化；第二，能调控自己喜怒忧悲恐等情绪，安然若泰地生活着；第三，调节阴阳刚柔使之平衡。"如是"即如果都能按照这样的原则去做的话，那么一切病邪就不会到来、不会侵犯，这样的人就可以做到长生不老、长命百岁。

总之，《黄帝内经》认为，只要做到顺应天时，调节情志，安居乐业、平衡阴阳，这样的人才能称为"智者"，这类人就能身康体健，长命百岁。

至此，作者虽没有正面回答"何因而然乎？天之罪与？人之过乎？"这个问题，但是从本段的最后一句"故智者之养生也"，我们也可以看出引起魂魄飞扬、志意恍乱、智虑去身的原因并非天之罪，而是人之过，是由于人们不重视养生而造成的严重后果。侧面回答了第一个问题，同时强调了养生的重要性。从而告诉后人不重视养生不仅仅是"年半百而动作皆衰"，更为严重的是会引起神伤、精失等精神类病证。

《灵枢·顺气一日分为四时》

这个题目比较长，它主要想说明两个问题，第一，"顺气"，就是指人们要顺应一年春夏秋冬、一昼夜阳气的变化规律去做事，而不能与之相反。而一年阳气的变化即春生、夏长、秋收、冬藏；那一日阳气的变化规律如何呢？这就涉及第二个问题，"一日分为四时"，就是把一天比作春夏秋冬四季，然后进行阳气变化的分析。所以，这个标题总的意思是：把一天看作四季的话，需要顺其阳气的发展规律研究。

"黄帝曰：夫百病之所始生者，必起于燥湿、寒暑、风雨、阴阳、喜怒、饮食、居处，气合而有形，得脏而有名，余知其然也。夫百病者，多以旦慧、昼安、夕加、夜甚，何也？岐伯曰：四时之气使然。"

黄帝首先阐述了疾病发生的原因，一是与自然界六淫邪气有关，二是与情志有关，三是与饮食起居等生活习惯有关，关于病因，《黄帝内经》中多处提到这几个方面。"气合而有形，得脏而有名"，这句强调上述病因作用于机体、侵袭脏腑之后便会成为某种病证，形即病形，名即病证。这些情况我已明了。现在想问的是很多疾病都是早晨清爽、白天安定、傍晚加重、夜间更甚，这是为什么呢？岐伯回答道：这都是四季之气变化的结果。

"黄帝曰：愿闻四时之气。"

"岐伯曰：春生，夏长，秋收，冬藏，是气之常也，人亦应之，以一日分为四时，朝则为春，日中为夏，日入为秋，夜半为冬。朝则人气始生，病气衰，故旦慧；日中，人气长，长则胜邪，故安；夕则人气始衰，邪气始生，故加；夜半人气入脏，邪气独居于身，故甚也。"

这一段是对四时之气旦慧、昼安、夕加、夜甚的解释。

春天阳气升发、夏天阳气旺盛、秋天阳气收敛、冬天阳气闭藏，这是阳气在一年四季中生长收藏的变化规律。人体的阳气变化规律和四季的自然规律是相应的。如果把一天当作四季来划分的话，那早晨是春天、中午是夏天、傍晚是秋天、半夜是冬天。

清晨人体阳气升发，阳气即正气，病气即邪气，正邪交争，正胜邪，则病气衰，所以"旦慧"。中午人体阳气旺盛，更能战胜邪气，所以"昼安"。傍晚人体阳气开始回到体内，邪胜正，所以"夕加"。到了半夜，人体的阳气都回到体内，只有邪气留在体内的脏外，所以"夜甚"。

这一段阐述的是疾病在一天之内的症状呈现出规律性的变化，即"旦慧、昼安、夕加、夜甚"。我们老百姓也知道，一般的病人早晨和上午的时候病证较轻、精神状态较好，到了下午病证开始加重，入夜最重。往往半夜的时候，是病人最难熬的一段时间。

读到这个地方大多数人都会有一个问题，是不是所有疾病的症状变化都表现为旦慧、昼安、夕加、夜甚？

于是黄帝也提出问题：

"黄帝曰：有时有反者何也？岐伯曰：是不应四时之气，脏独主其病者，是必以脏气之所不胜时者甚，以其所胜时者起也。黄帝曰：治之奈何？岐伯曰：顺天之时，而病可与期。顺者为工，逆者为粗。"

黄帝问如果出现相反的情况是什么原因呢？岐伯回答说：这是疾病变化不与四时之气相应，而由脏腑单独对疾病发生决定性的影响，这样的疾病，必定在受病之脏被时日所克的时候就加重，若受病之脏能克制时日的时候病就减轻。

黄帝说：怎样进行治疗呢？岐伯说：治疗时，根据时日与受病脏气的五行关系施以补泻，使病脏不被时日克伐太过，疾病就可以预期治愈。能这样做，就是高明的医生，相反，就是粗率的医生。

简单地讲，病证之所以出现"旦慧、昼安、夕加、夜甚"，取决于正邪之间的斗争，若正胜邪则病轻或者痊愈，邪胜正则病重，而正邪斗争就意味着该病证属于外感病证而非内伤病证，因为内伤病证病机关键为正气亏虚不足，不存在正邪交争，或者说不以正邪交争作为判断疾病发展轻重的关键。"脏独主其病"即指内伤病证。

金元医家李东垣在《内外伤辨惑论》一书中，对补中益气汤和白虎汤方证的鉴别上就运用了《黄帝内经》的这个理论，可以看作《黄帝内经》理论在临证时的具体运用。

"复有一等，乘天气大热之时，在于路途中劳役得之，或在田野间劳形得之；更或有身体薄弱，食少劳役过甚，又有修善常斋之人，胃气久虚，而因劳役得之者。皆与阳明中热白虎汤证相似，必肌体扪摸之壮热，必躁热闷乱，大恶热，渴而饮水，以劳役过甚之故，亦身疼痛。始受病之时，特与中热外得有余之证相似，若误与白虎汤，旬日必死。此证脾胃大虚，元气不足，口鼻中气皆短促而上喘，至日转以后，是阳明得时之际，病必少减。若是外中热之病，必到日晡之际，大作谵语，其热增加，大渴饮水，烦闷不止，其劳役不足者，皆无此证，尤易为分解。若有难决疑似之证，必当待一二日求医治疗，必不至错误矣。"（《内外伤辨惑论》）

李东垣指出补中益气汤和白虎汤两方证都有发热，在不能明辨虚实、不能明辨补泻时，如何辨证呢？可以选择观察，观察什么呢？观察病人的病证表现在一天之内的变化，若属于白虎汤证的患者，"必到日晡之际，大作谵语，其热增加"，意味着"夕加、夜甚"。而补中益气汤证"至日转以后，是阳明得时之际，病必少减"，意味着"时有反者"。

《灵枢·五变》

本篇采用的是黄帝和少俞先师的对话形式。

"黄帝问于少俞曰：余闻百疾之始期也，必生于风雨寒暑，循毫毛而入腠理，或复还，或留止，或为风肿汗出，或为消瘅，或为寒热，或为留痹，或为积聚。奇邪淫溢，不可胜数，愿闻其故。夫同时得病，或病此，或病彼，意者天之为人生风乎，何其异也？少俞曰：夫天之生风者，非以私百姓也，其行公平正直，犯者得之，避者得无殆，非求人而人自犯之。"

黄帝说道，疾病的发生大都与自然界的六淫邪气有关，但人感受邪气之后引发的疾病却数不胜数，有寒证有热证，有表证有里证，有实证有虚证等。即使是同时发病，病证表现也不尽相同，这是什么原因？难道自然界产生的邪气还因人而异？

少俞回答说：自然界产生的六淫邪气，并不是针对某一个人来说的。自然界对每一个人都是公平正直、不偏不倚的。人受到了邪气侵犯，就会得病。如果人能够躲避开邪气，就不会得病。所以说，生病并不是邪气主动去侵犯，而是人们自己招惹了邪气的缘故。

"正气存内，邪不可干""邪之所凑，其气必虚""非求人而人自犯之"，《黄帝内经》中类似这样的论述特别多，反复强调正气在发病过程中的主导作用。

"黄帝曰：一时遇风，同时得病，其病各异，愿闻其故。少俞曰：善乎哉问！请论以比匠人。匠人磨斧斤，砺刀削，斫材木。木之阴阳，尚有坚脆，坚者不入，脆者皮弛，至其交节，而缺斤斧焉。夫一木之中，坚脆不同，坚者则刚，脆者易伤，况其材木之不同，皮之厚薄，汁之多少，而各异耶。夫木之早花先生叶者，遇春霜烈风，则花落而叶萎；久曝大旱，则脆木薄皮者，枝条汁少而叶萎；久阴淫雨，则薄皮多汁者，皮溃而漉；卒风暴起，则刚脆之木，枝折杌伤；秋霜疾风，则刚脆之木，根摇而叶落。凡此五者，各有所伤，况于人乎。"

黄帝紧接着又问道：相同的时间遇到同一种病邪（以风邪为例）而同时发病，为什么病证各不相同呢？

少俞以木喻人，阐述了树木有坚脆、厚薄、干枯之分，树木因自然变化而受到伤害都存在五种不同的情况，更何况人呢？《黄帝内经》在这个地方首次提出了体质对发病的影响。

> "黄帝曰：以人应木奈何？少俞答曰：木之所伤
> 也，皆伤其枝，枝之刚脆而坚，未成伤也。人之有常
> 病也，亦因其骨节、皮肤、腠理之不坚固者，邪之所
> 舍也，故常为病也。"

> "黄帝曰：人之善病风厥漉汗者，何以候之？
> 少俞答曰：肉不坚，腠理疏，则善病风。黄帝曰：何
> 以候肉之不坚也？少俞答曰：䐃肉不坚，而无分理。
> 理者，粗理，粗理而皮不致者，腠理疏。此言其浑然
> 者。"

黄帝继续问，那又该如何把人患病的情况和上面所说的树木所伤的情况联系起来呢？少俞说树木受伤的特点，主要表现在树枝受伤。如果树枝坚实刚硬的话，就不会受到伤害。而人之所以经常有病，也是因为其骨节、皮肤、腠理不够坚固，外邪侵入后容易停留在这些地方。这就是人经常会生病的原因。再一次以树喻人，强调内因对发病的重要性。

黄帝又问道，容易患风厥病且汗出较多者，如何判断呢？少俞回答说：肌肉不坚实、腠理松弛的人，容易患风厥病。黄帝再问道，怎么样就能够看出来肌肉不坚实呢？少俞回答说：隆起来的肌肉不坚实、肌肉的纹理不明显；或者虽然有纹理但却是很粗糙的；粗糙的纹理就会使得皮肤松弛而不致密，腠理也就因此而疏松。从这几个方面就基本上能判断出来一个人的肌肉坚实还是不坚实了。

"黄帝曰：人之善病消瘅者，何以候之？少俞答曰：五脏皆柔弱者，善病消瘅。黄帝曰：何以知五脏之柔弱也？少俞答曰：夫柔弱者，必有刚强，刚强多怒，柔者易伤也。黄帝曰：何以候柔弱之与刚强？少俞答曰：此人薄皮肤而目坚固以深者，长冲直扬，其心刚，刚则多怒，怒则气上逆，胸中蓄积，血气逆留，髋皮充肌，血脉不行，转而为热，热则消肌肤，故为消瘅，此言其人暴刚而肌肉弱者也。"

黄帝继续问，那些容易患消渴病的人，又如何去判断呢？少俞回答说，五脏都很柔弱的人，容易患消渴伤津的疾病。黄帝又问道：那怎样去判断其五脏是不是柔弱的呢？少俞回答说：五脏柔弱的人，性格往往很是刚强。而性格刚强的人，就很容易发怒。发怒的结果便是伤及柔弱的五脏。在这里作者强调五脏的柔弱不是先天的，而是由性格影响而致。也就是说体质是由性格决定的。

黄帝又问道：那又该怎么样去判断一个人的五脏是否柔弱和其性格是否刚强呢？少俞回答说：这类人的特点是皮肤薄、目光坚定而深邃、眉毛长且直。这里的扬指眉毛。这样的人性格刚强，刚强的人就容易发怒。发怒会引起气机上逆并蓄积在胸中，结果就是气逆血瘀，皮肤肌肉瘀滞、血脉运行不畅，郁积而成为热证。体热就会消耗津液，进而使得肌肉消瘦。这就是叫做"消瘅"的消渴病。上面这段话便是对性格暴躁刚烈、五脏肌肉柔弱之人的大致描述。

"黄帝曰：人之善病寒热者，何以候之？少俞答曰：小骨弱肉者，善病寒热。黄帝曰：何以候骨之小大，肉之坚脆，色之不一也。少俞答曰：颧骨者，骨之本也。颧大则骨大，颧小则骨小。皮肤薄而其肉无䐃，其臂懦懦然，其地色殆然，不与其天同色，污然独异，此其候也。然后臂薄者，其髓不满，故善病寒热也。"

黄帝继续问道：那些容易患寒热病的人，是怎么看出来的呢？少俞回答说：骨骼细小、肌肉羸弱的人，容易患发冷或者发热的疾病。黄帝又继续追问道：那怎么样才能判断出其骨骼是大是小，肌肉是坚实或脆弱，以及气色的不同呢？少俞回答说：人的颧骨最能反映人的骨骼状况。颧骨大的人，其身体的骨骼就大；颧骨小的人，其身体的骨骼就小。皮肤薄而且还没有隆起的肌肉，那胳膊就会一点力气都没有。如果下巴颏处的颜色晦暗，不仅和脑门天庭部位的色泽迥然不同，还和面部任何其他地方的色泽都不一样。这种不干净不明亮的色泽就叫"污然独异"。这就是骨骼细小、肌肉羸弱、色泽不一的人的证候表现。这类人臂部肌肉单薄、精髓亏虚不足，因此，很容易患或冷或热的冷热病。

"黄帝曰：何以候人之善病痹者？少俞答曰：粗理而肉不坚者，善病痹。黄帝曰：痹之高下有处乎？少俞答曰：欲知其高下者，各视其部。"

黄帝继续问道：怎么样就能够看出来哪些人容易患有痹证呢？少俞回答说：皮肤纹理粗糙并且肌肉不结实不坚固的人，往往容易患痹证。黄帝又问：痹证在人体的上身或者下身有固定的位置吗？少俞回答说：要想知道痹证是发生在上身还是下身，只要仔细观察身体的各个部位就可以看出来了，也就会知道痹证到底有没有固定的位置了。

"黄帝曰：人之善病肠中积聚者，何以候之？少俞答曰：皮肤薄而不泽，肉不坚而淖泽，如此则肠胃恶，恶则邪气留止，积聚乃伤。脾胃之间，寒温不次，邪气稍至。蓄积留止，大聚乃起。"

黄帝继续问道：有些人容易患有肠的积聚病，那是怎么看出来的呢？少俞回答说：皮肤薄并且不光滑无色泽、肌肉不坚固但是却很润泽。有这种症状的人说明肠胃功能很弱。这种极弱的肠胃功能就会使得邪气滞留下来。久而久之，邪气积聚便会对身体形成伤害。对于脾胃来说，如果寒热饮食不当，邪气就会乘虚而至。时间一长，就会出现邪气积聚并留滞的情况，这个时候，就会发生严重的积聚病。

"黄帝曰：余闻病形，已知之矣，愿闻其时。少俞答曰：先立其年，以知其时，时高则起，时下则殆，虽不陷下，当年有冲通，其病必起，是谓因形而生病，五变之纪也。"

这里的"先立其年"，指的是先把这一年的"天干"确立下来，然后，再根据"五运六气"去判断疾病盛衰的情况。这个理论在《素问·六元正纪大论》中有专门而详细的论述。《内经》理论认为，一年之中有"主气"和"客气"之分。根据五行生克的原理，当客气胜过主气的时候，疾病就减轻。当主气胜过客气的时候，疾病就加重。这一段的"时"，指的就是"客气"。"时高则起"指的是客气高于主气的时候，病情就会有所好转。"时下则殆"指的是当客气向下低于主气的时候，病情就会严重。有的时候虽然并不一定是客气低于主气，但是，由于这一年有五运六气变化对人体的影响，所以，人们也会生病。不过，这是由人体的形体和体质与这一年的五运六气的属性不相适宜造成的。而这些，就是上面讲的"五变"的一般变化规律。

高建忠解析经典方剂

生化汤

【方证出处】

生化汤的出处较多，相对复杂，根据文献考证，有源自钱氏女科说、《傅青主女科·产后编》说，同时《产宝》《景岳全书》《医学心悟》《医宗金鉴》等明清诸多著作均有生化汤的记载，且均早于《傅青主女科》。亦有源自《竹林寺女科全书》之说，《女科秘要》是其内容之一，成书于南宋末年。另外，1771年刊行的以竹林寺僧命名的《宁坤秘笈》卷中"产后生化汤论"中，明确提出生化汤是由竹林寺僧所传授。由此可知，竹林寺医僧创立了生化汤而傅氏将其收录并使其得以广泛流传。因此，本文取《傅青主女科》之生化汤为参考，进行解读。

生化汤组成和服用方法：当归八钱，川芎三钱，桃仁十四粒（去皮尖、研），黑姜五分，炙草五分，用黄酒、童便各半，煎服。

【方证解读】

原方主治病证为产后"血块""此症勿拘古方，妄用苏木、蓬、棱，以轻人命。其一应散血方、破血药，俱禁用。虽山楂性缓，亦能害命，不可擅用，惟生化汤系血块圣药也"。

傅山先生在此立产后病瘀血内阻的治疗禁忌原则：散血、破血、活血均禁用，不可擅用。

当然这里的治疗禁忌为单用散血、破血、活血之品，以防进一步伤及产妇之气血。

在生化汤方后傅山先生详细解释了禁用上述之品的原因，"俗有生地、牛膝行血，三棱、蓬术败血，山楂、沙糖消块，蕲艾、椒酒定痛，反致昏晕等症，且不可妄用"。

《类经·藏象类》云："化，生化也。有生化而后有万物，有万物而后有终始。凡自无而有，自有而无，总称曰化。"《礼记·乐记》："乐者，天地之和也；礼者，天地之序也。和故万物皆化，序故群物皆别。"可见"生化"二字是生生不息，由无到有的一个过程。而生化汤之所以以生化二字命名也是因其功效。清代陆九芝的《世补斋医书》记载："天曰大生，亦曰大化，生化汤所由名也。"唐代昝殷的《产宝》和清代《宁坤秘笈》认为生化汤因药性功用而立名。《女科经纶》《产宝新书》指出，产后气血暴虚，理当大补，但恶露未尽，用补恐致滞血，唯生化汤行中有补，能生又能化，真万全之剂也。产后多耗伤气血，本应大补，但新产后恶露不尽，不可使用大补之剂，生化汤是针对产后气血亏虚又兼恶露未尽所设立，不仅能化旧血还能生新血，使化中有生、行中有补，故名生化汤。正如唐容川《血证论》所说："血瘀能化之，则所以生之也。"

生化汤具有养血祛瘀、温经止血的功效，主治产后血虚寒凝，瘀血阻滞所致证候。

原方中当归用量最大为君，补血活血、化瘀生新，使补中有动，行中有补。川芎为臣，活血祛瘀、行气止痛，两者同为血中之气药，合用可补血活血兼以行气。桃仁活血祛瘀，三者合用是补中寓通。黑姜即为炮姜，可入血散寒，温经止血，其用量较小，不仅有散寒之功，还能止血，防止祛瘀之力太过，有通中寓塞之意。黄酒温通血脉，共为佐药。炙甘草为使，和中缓急，调和诸药。因童便不易被大众接受，现多已不用。纵观全方补中寓通，通中寓塞，生新于化瘀之中，使瘀血化新血生。也难怪《盘珠集胎产症治》称其为"产后第一妙方，保全产妇之圣药也"。

生化汤的主治大体可有三个方面：一则气血受损，因分娩时的用力及出血，易亡血伤津，营卫不和，气血虚损，营卫不足，故产后多虚；二则瘀血内阻，分娩创伤，脉络受损，血溢脉外，离经成瘀；三则饮食起居不当，产后气血虚损，抵抗力弱，腠理疏松，所谓"产后百节空虚"易感外邪，七情与饮食所伤，导致产后诸疾。古人就有产后"饮食宜淡泊，勿食生冷坚硬，勿食肥甘厚味，以免伤食；室居宜避风，衣着宜温良适宜，以防外感；不宜交合，不宜力役动作，悲恐忧郁，皆不可犯"的说法。总之，新产之时，多虚多瘀。

【疑难解读】

1.生化汤和桃红四物汤都有养血活血的作用，临证中如何

108

区别使用？

从药物组成上来讲，相较于桃红四物汤，生化汤中养血药仅有当归一味，川芎、桃仁活血，炮姜、黄酒温经散寒，整张方证重在温通、行血、和血，正所谓瘀血去新血生，针对妇女产后体质而设；桃红四物汤中养血药除了当归之外，还有白芍、熟地黄，整张方证重在补血，适当佐以行血。

2.生化汤原方中炮姜用量仅为五分，与调和诸药的甘草等量，如此小量的炮姜有何作用？

炮姜在生化汤及类方中的用量很小，折算成今天的用量，大体为1.2g和1.5g，炮姜能入肝，引众药生血；能去恶生新，使阳生阴长。《本草新编》记载炮姜"其所以温中者，炮姜止而不动，能固正于内也"。清代本草《药性切用》中记载炮姜"产后虚冷必需之，即设假热外浮，非炮姜导之不可"。紧接着又提出："姜性辛热，孕妇均宜忌之。"柯韵伯《伤寒注》云："炮姜为损津液之第一药。"所以生化汤中使用小量炮姜时，主要起到引药入肝的作用，同时能引众药生血，去旧生新，量大有燥热伤津之嫌。

【临床应用】

原书中生化汤还有诸多加减化裁，比如产后厥证，产后气短似喘，伴脱证的产后血晕、血崩均可用加参生化汤或倍参生化汤，以及各种随证加减的生化汤，如治疗产后三种血晕病证、产后三日内发热头痛、产后三日完谷不化、产后外感风寒咳嗽、产后胃脘痛的各种加味生化汤，产后泄泻、七日内患痢、产后呕逆不食者用各种加减生化汤，产后块痛不止，妄言妄见者用安神生化汤等。生化汤化裁运用，无论药味、药量加减，基本药味当归、川芎不可缺少，两药补血活血，此即考虑女子产后血虚为本，夹有瘀滞，傅山认为产后不可滥攻，而真有实证存在，定要补攻兼施，以补为主，攻为辅。

【医案举例】

患者，女，32岁。

主诉：产后阴道出血淋漓不断3月余，伴全身乏力5天。

现患者面色白，神疲乏力，气短懒言，出血量多，夹有血块，无臭味，少腹疼痛拒按，纳差，二便可。舌质淡紫，边有瘀点，苔薄白，脉沉涩。B超检查：子宫内有少量妊娠残留物。

中医诊断：产后恶露不绝，证属瘀血阻滞兼气血两虚。治宜化瘀止血，补血益气。

方药：生化汤加减。

当归10g，川芎8g，桃仁6g，醋炒元胡炭10g，炒黑五灵脂10g，棕皮炭10g，三七粉(另冲)4g，炮姜4g，炙甘草4g。5剂，水煎服。

二诊：出血基本消失，仍感气短懒言、神疲乏力，初诊方去醋炒元胡炭、炒黑五灵脂、棕皮炭、三七粉、桃仁，加黄芪15g、党参15g、炒白术10g，继服7剂，诸症尽消。

　　按：患者产后气血损伤，胞宫内残留物未净，瘀阻胞宫，造成冲任受损，血不归经，阴道出血淋漓不尽。初诊治疗以祛瘀为主，瘀去则血止，方用生化汤补血活血、祛瘀止血，加醋炒元胡炭、炒黑五灵脂、棕皮炭、三七粉增强活血止血之效，服此方后，患者瘀去血止。二诊时，因瘀已去大半，故去醋炒元胡炭、炒黑五灵脂、棕皮炭、三七粉、桃仁，留当归、川芎、炮姜以祛瘀生新，补血和血，加黄芪、党参、炒白术补气养血，扶正祛瘀，服药后诸证皆消。初诊因患者有瘀，故先以祛瘀止血为主，未加用补气药，以防出现气血瘀滞，减弱疗效。二诊时瘀去血止，再行补气养血，善后固本，巩固疗效。

导赤散

【方证出处】

导赤散出自钱乙《小儿药证直诀》一书，原方主治"小儿心热，视其睡，口中气温，或合面睡，及上窜咬牙，皆心热也。心气热则心胸亦热，欲言不能，而有就冷之意，故合面睡。生地黄、甘草、木通各等分。上同为末。每服三钱，水一盏，入竹叶同煎至五分，食后温服"。《医宗金鉴·删补名医方论》对该方方名做了解释："赤色属心，导赤者，导心经之热从小肠而出……故名导赤散。"

原方主治"小儿心（气）热"，主症有"口中气温，合面睡，上窜咬牙"等，同时作者也解释了合面睡的原因，即"心气热则心胸亦热，欲言不能，而有就冷之意，故合面睡"。这与我们通常理解的面红目赤、口舌生疮、舌（边尖）红、脉数等心热的主症有差异，《奇效良方》中亦提到导赤散"治小便赤涩淋痛"。由此可见方证随着临床的运用，主治症状亦在逐步扩大。

【方证解读】

关于导赤散方证病机，钱氏只言及"心热"，或"心气热"，未言及虚实。他在《小儿药证直诀·脉证治法》中虽提到"心气实"一证，但用方为泻心汤"治小儿心气实，则气上下行涩，合卧则气不得通，故喜仰卧，则气上下通。黄连一两，去须，上为末。每服五分，临卧取温水化下"，用药仅提到黄连一味，与本方用生地黄配伍木通不同。另一方面他在该书卷三之"目内证"中云："赤者，心热，导赤散主之；淡红者，心虚热，生犀散主之。"心气实用泻心汤，心虚热用生犀散，那导赤散主治的心热到底是实热还是虚热？

也许我们从《医宗金鉴·删补名医方论》卷四中能找到比较贴合的解释："心与小肠为表里也，然所见口糜舌疮，小便黄赤，茎中作痛，热淋不利等证，皆心移热于小肠之证。故不用黄连直泻其心，而用生地滋肾凉心，木通通利小肠，佐以甘草梢，取易泻最下之热，茎中之痛可除，心经之热可导也。此则水虚火不实者宜之，以利水而不伤阴，泻火而不伐胃也。若心经实热，须加黄连、竹叶，甚者更加大黄，亦釜底抽薪之法也。"从以药测证分析，本方用生地黄配伍木通，甘寒与苦寒相合，滋阴利水为主，滋阴而不恋邪，利水而不伤阴，泻火而不伐胃，这与小儿稚阴稚阳、易寒易热、易虚易实、疾病变化迅速的特点和治实宜防其虚、治虚宜防实的治则要求，亦十分吻合。

关于"苦寒伐胃"，《古今名医方论》亦云："钱氏制此方，意在制丙丁之火，必先合乙癸之治。生地黄凉而能补，直入下焦，培肾水之不足，肾水足，则心火自降；佐以甘草梢，下行缓木之急，即以泻心火之实，且治茎中痛；更用木通导小肠之滞，即以通心火之郁，是一治两得者也……此方凉而能补，较之用苦寒伐胃，伤其生气者远矣。"

由此可见，钱乙对心气实热一证较盛者用黄连一味清泻心火，对心经虚热引起的目淡红用生犀散，而对心经有热而阴伤不甚者则用导赤散清心泻热、导热下行。正如《医方考》所说："是方也，生地黄可以凉心，甘草梢可以泻热；佐之以木通，则直走小肠、膀胱矣。名曰导赤者，导其丙丁之赤，由溺而泄也。"虽然后世用导赤散多有"茎中作痛"一症，但吴昆提到"由溺而泄"，提示我们心与小肠互为表里，泻心热可通过泻下以平上之泻小肠之法治疗，就如同我们临证之时通过釜底抽薪治疗肺热一般。

后世在本方基础上，增减药物而化裁的同名异方亦颇多。

例如，《世医得效方》加黄芩、灯心草、白茅根，其清热利水之功更佳，治疗心气热。

《活幼心书》加黄芩、赤茯苓，亦加强了清热利水之功，治疗小儿心经壅热诸症。

《医方类聚》引《经验良方》方，去竹叶，加麦冬、灯心草，则养阴清热之功有所加强，治疗心经内虚、邪热相乘诸症。

《奇效良方》去竹叶，加人参、麦冬，生甘草改用炙甘草，则兼可益气养阴，治疗小儿疮疹，心经蕴热，睡卧不宁，烦躁而小便不利，面赤多渴，贪食乳者。

《银海精微》加栀子、黄柏、知母、灯心草，苦寒泻火之功较强，治疗目大眦赤脉传睛。

《片玉痘疹》去竹叶，加辰砂、防风、薄荷叶，兼可镇心清热疏风，治疗痘疮发热，有惊搐者。

《笔花医镜》加麦冬、车前、赤茯苓，侧重于清热利水，治疗热闭小便不通。

以上诸同名异方，均保留了钱氏导赤散中的木通、生地黄以清心利水，或去甘草，或去竹叶，或只加不减，而所加之药，主要有三类：一是清心泻火药，如犀角、连翘、朱砂、栀子、黄芩等；二是清热利水药，如车前、白茅根、赤茯苓、灯心草等；三是养阴益气药，如麦冬、人参等。说明后世诸方增减药物，仍以原方清心利水而不伤阴的治法为中心。这也正是钱氏导赤散组方立法之精华，所以垂范后世者。

葛根芩连汤

【方证出处】

葛根芩连汤出自《伤寒论》第34条："太阳病，桂枝证，医反下之，利遂不止，脉促者，表未解也，喘而汗出，葛根黄芩黄连汤主之。葛根半斤，甘草二两(炙)，黄芩三两，黄连三两。上四味，以水八升，先煮葛根，减二升，纳诸药，煮取二升，去滓，分温再服。"

【方证解读】

《伤寒论》中"医反下之"一语并不少见，如"伤寒五六日，呕而发热者，柴胡汤证具，而以他药下之……""伤寒中风，医反下之，其人下利，日数十行……""伤寒医下之，续得下利，清谷不止……""太阳病，外证未除而数下之，遂协热而利……"等。

由此可以看出《伤寒论》不仅仅是一部治病的方书，更是中医先祖在与疾病斗争过程中不断认识错误、改正错误，从而汇总出的一部经验集。由此也可以看出医学作为一门学科，经验的积累和理论的构建与提高均是建立在无数人们作出巨大牺牲的基础上的。

从"下之后"的不同症状表现也可以看出，即使同样是太阳病，同样是误下后，患者所表现出的症状也是不同的，之所以有不同的症状表现，究其原因：①病程长短的不同，②患者体质的不同，③患病时节的不同等。

何药下之？刘渡舟在《伤寒论诠解》中给出了答案："丸药多系巴豆制剂，其性辛热燥烈，以丸药泻下，肠道虽通，但燥热不去。"

促，是个形声字，从人、足声。本义为紧迫的意思。《广蕴》："促，速也。"《伤寒论》中类似的说法如"一逆尚引日，再逆促命期""小促其间"。因此从中医学的角度讲"促"有仓促、加快、快速、缩短的意思。但脉促和脉数是有区别的，脉数是主动的、有力的；而脉促是被动的、无奈的，含有正气亏虚之意。《伤寒论》中言及脉促的条文一共四条，其他三条为：第21条"太阳病，下之后，脉促，胸满者，桂枝去芍药汤主之。"第140条"太阳病，下之，其脉促，不结胸者，此为欲解也。"第349条"伤寒脉促，手足厥逆者，可灸之。"通过以上几条原文及"表未解"一句可以看出，脉促提示体内既正气亏虚，但仍有抗邪于表的趋势。

葛根芩连汤证由桂枝汤证误下，邪气内陷后与泻下药中之邪热互结，影响胃腑运化之功，形成"利遂不止"。因此邪热下迫可出现下利，而邪热上迫可表现为喘，邪热外迫则为汗出。当然临证中除了下利、喘、汗出等症状外，部分患者还可以出现"表未解"的发热、里热炽盛的口渴等症。

此时在表邪气大多已随泻下之药入里，残留在表之邪不多，故不用桂枝解肌发表，而用葛根轻清发散，解肌发表，退热生津，升阳止泻，即散在表之邪，又清解阳明里热。相较于辛甘温的桂枝而言，辛甘凉的葛根辛能疏散肌腠之邪，凉能透解在里之热。邪热内蕴故用黄芩、黄连苦寒以清热。正如《医方集解》中所说："此足太阳阳明药也。表证尚在，医反误下，邪入阳明之腑，其汗外越，气上奔则喘，下陷则利，故舍桂枝而用葛根，专治阳明之表，加芩、连以清里热，甘草以调胃气，不治利而利自止，不治喘而喘自止矣。又太阳表里两解之变法也。"

对于"不治利而利自止，不治喘而喘自止"一句，明言葛根芩连汤并非治利治喘之专方，而在于葛根配芩连则清上可喘定、清下可利止。如陆九芝所说"尤重在芩、连之苦，不独可降可泻，且合苦以坚之义，坚毛窍可以止汗，坚肠胃可以止利，所以葛根黄芩黄连汤又有下利不止之治，一方而表里兼清，此则药借病用，本不专为下利设也。乃后人视此方若舍下利一证外，更无他用者何也！"

《伤寒论》里面提到"喘而汗出"的有两个条文，一为葛根黄芩黄连汤证，一为麻杏石甘汤证。葛根芩连汤证的"喘而汗出"是由大肠邪热上迫于肺，肺气不宣而造成，病变的中心在大肠。而麻杏石甘汤证的"喘而汗出"则是由于邪热壅肺、肺气失宣引起，这个病变中心本身就在肺。所以葛根芩连汤病变中心在肠腑，麻杏石甘汤病变中心在肺。

四神丸

【方证出处】

薛己《内科摘要》卷下："治脾肾虚弱，大便不实，饮食不思。肉豆蔻、补骨脂、五味子、吴茱萸（各为末）、生姜（四两）、红枣（五十枚），上用水一碗煮姜、枣，去姜，水干取枣肉，丸桐子大。每服五七十丸，空心，日前服。"此书只记载了四神丸的组成药物，并未标明用量。

王肯堂《证治准绳》："治脾胃虚弱，大便不实，饮食不思，或泄泻腹痛等证。肉豆蔻二两，补骨脂四两，五味子二两，吴茱萸浸、炒一两。上为末，生姜八两，红枣一百枚，煮熟取枣肉，和末丸如桐子大。每服五七十丸，空心或食前白汤送下。"

根据两书作者的生卒年代和成书年代，来推断薛己所著《内科摘要》（成书于公元1529年）明显早于王肯堂《证治准绳》（成书于公元1602—1608年），故认为四神丸应出自《内科摘要》。

由于薛己在《内科摘要》卷下还收载了宋代许叔微《普济本事方》卷二的二神丸和卷四的五味子散两首方剂，并将二神丸的治疗范围扩大到"治脾肾虚弱，侵晨五更作泻，或全不思食，或食而不化，大便不实，神效"。因此后世医家多认为是薛己将《普济本事方》卷二的二神丸和卷四的五味子散两首方剂相和组成了四神丸，并奉为治疗肾泄的代表方剂，迄今沿用不衰。

【方证解读】

对于四神丸的主治，书中多言泄泻、肾泄（《万病回春》）、五更泻（《本草备要》）。

历代对于服药时间认识比较一致，皆认为睡前服药最佳。《医方集解》："若平旦服之，至夜药力已尽，不能敌一夜之阴寒故也。"

"五更泄"与"肾泄"的含义是不完全一致的。

"肾泄"是以病因命名的一种疾病，而"五更泄"最初是作为肾泄的主要临床表现提出来的，后来逐渐演化为病名，是以病证特点命名的一类疾病，其病因复杂而并非"肾虚"一端。明代秦昌遇《症因脉治》中对于"五更泄"和"肾泄"的论述尤为详细："五更泄泻多属肾虚，然亦有酒积、寒积、食积、肝火之不同。病机既多变化，用药尤贵圆通。兹复明列五条，以备临症之用。"并在其后详细论述了肾虚五更泄、酒积五更泄、寒积五更泄、食积五更泄、肝火五更泄的症、因、脉、治。其中肾虚五更泄即指"肾泄"。由此可见"五更泄"应是中医临床中的一个病证，而"肾泄"只是其中一个证型，二者是不可混淆的。

最早提出肾泄概念的《华佗神医秘传》认为："其原为肾阳虚亏，既不能温养于脾，又不能禁固于下。故遇子后阳生之时，其气不振，阴寒反胜，则腹鸣奔响作胀，泻去一二行乃安。此病藏于肾，宜治下而不宜治中。"此论述明确指出本病关键是由肾阳虚衰，火不生土，闭藏失职所致。病变的部位在脾肾，两脏病变的根本在于肾阳亏虚，命门火衰，而不是通常人们所认为的"泄泻之本，无不由于脾胃"。这也是本病名为"肾泄"的原因。

为何泄泻时间多在五更时分？

人体阴阳之气的消长是与自然同步的。《素问·金匮真言论》："鸡鸣至平旦，天之阴，阴中之阳也，故人亦应之。"肾为阳气之根，能温煦脾土，五更是阴气极盛，阳气萌发之际，今命门火衰，脾肾阳虚，阴寒内生，阳气当至而不至，阴气极而下行，故为泄泻。

张锡纯在《医学衷中参西录》的论述更详："人禀天地之气而生，人身一小天地也。天地之一阳生于子，故人至夜半之时，肾系命门之处，有气息萌动，即人身之阳气也。至黎明寅时为三阳之候，人身之阳气，亦应候上升，自下焦而将达中焦。其人或元阳之根柢素虚，当脐之处或兼有凝寒遮蔽，即互相薄激致少腹作疼。久之阳气不胜凝寒，上升之机转为下降，大便亦即溏下。此黎明作泻之所由来也。"

通过历代医家对四神丸的解读，可以看出本方是专为命门火衰不能温煦脾土之肾泄证所设。根据《素问·至真要大论》"寒者热之""散者收之"的治疗原则以温肾暖脾、固肠止泻立法。

方中补骨脂辛苦大温，可温补元阳，补命门之火，以温养脾土，奏"补肾仍是补脾""入肾以治水"之功，故重用四两为君药。正如《医方集解》所说："破故纸辛苦大温，能补相火以通君火，火旺乃能生土，故以为君。"而《本草纲目》则明言补骨脂治肾泄，功在"通命门，暖丹田，敛精神"。

肉豆蔻用以为臣，辛温，气味芳香，温脾暖胃、涩肠止泻。清代黄元御《玉楸药解》称其："调和脾胃、升清降浊、

119

消纳水谷、分理便溺，至为妙品，而气香燥，善行宿滞，其性敛涩，专固大肠，消食止泄，此为第一。"

肉豆蔻配补骨脂，使温肾暖脾、固涩止泻之功益彰。《绛雪园古方选注》所述较为精当："补骨脂通癸水之真阳，肉豆蔻保戊土之真气，稗戊癸化火以运谷气。"

五味子酸温固肾、益气涩精止泻。吴茱萸辛苦大热，温暖肝脾肾，以散阴寒，同时辛热性燥亦可除湿以燥脾，同五味子共为佐药。清代陈其瑞《本草撮要》曰："五味子味酸兼咸苦甘辛，入手太阴、足少阴经。功专敛肺经浮游之火，归肾藏散失之元。得半夏治痰，得阿胶定喘，得吴茱萸治五更肾泄。"

生姜温中焦以散水湿，大枣滋脾胃以补虚损，以此为丸，可为上四药他山之助，增强温补功力，共为使药。《医学衷中参西录》对姜枣的使用做了解读："姜、枣同煎而丸以枣肉，使辛甘化合，自能引下焦之阳以达于中焦也。"

方中用药温热与酸涩并用，以温补治本为主，水土兼顾而重在补命门，以暖脾土稗火旺，土强肾泄自愈。

四神丸方证的主要症状可以分为三组：一组是阳虚表现，包括面色㿠白、畏寒肢冷、腰膝冷痛等；一组是气虚表现，包括神疲乏力、少气懒言、食少纳差等；一组是胃肠道表现，包括腹泻、腹痛、腹胀满等。第一、二组症状在四神丸临床应用中出现的频次较多，故可把面白、畏寒肢冷、腰膝冷痛、少气、乏力、食少等作为四神丸临床应用的主症特征。

据古今医案分析，舌质出现舌淡、舌淡白频次较高，故可将舌淡、舌淡白作为本方舌质的主要应用特征。舌苔以薄白苔、薄腻苔出现频次较高，薄白苔、薄腻苔可以作为四神丸应用的主要舌苔特征。

从古今医案分析可以看出，绝大部分医案均出现了沉脉，因此脉沉为四神丸临床应用的主要脉象。这是因为脏腑虚弱，正气不足，阳虚气陷，不能升举，脉气鼓动无力所致。

痛泻要方

【方证出处】

痛泻要方又名白术芍药散，该方最早载于《丹溪心法》，"治痛泻方，炒白术三两，炒芍药二两，炒陈皮两半，防风一两。上剉，分八帖，水煎或丸服。""久泻，加升麻六钱。"

原方主治："痛泻"。

何为痛泻？腹痛即泻，泻后痛减？

病机为何？《医方考》："泻责之脾，痛责之肝，肝责之实，脾责之虚，脾虚肝实，故令痛泻。"这里提到了病机脾虚肝旺，与肝脾有关。

故用炒白术补脾燥湿止泻，炒白芍泻肝缓急止痛，陈皮理气健脾燥湿，防风祛风胜湿止泻，全方肝脾同调，补泻兼施，使脾气得健、肝气得舒、气机调畅自然痛泻自止。

【方证解读】

本方主治为泄泻，痛是泄泻的伴随症状，从止泻的角度来说，白术应为君药。

本方病机为脾虚肝旺，脾虚可为本，而后肝木来乘，抑或是肝旺为本，肝木乘土，无论脾虚为本为末，泄泻都是临床亟须解决的首要症状，故白术应为君药。

虽为脾虚，但方中不用人参、茯苓、甘草是因为本方所主"痛泻"一证，原为脾虚肝旺，肝木侮土，脾虚生湿所致，脾虚湿困，选用温中燥湿之白术最为恰当。然人参虽能补脾，但无燥湿之功，用之有补而滞中之弊；茯苓补而不强，利而且弱，用之有药不胜病之虑；甘草其性平和，临床多用于脾胃气虚证，在本方中亦非所需。所以，该方补脾之药不以人参、茯苓、甘草为选。

丹溪原方中白术、白芍、陈皮皆为炒用，故由药物炮制来分析，本方注重健脾；再者方中白术用量多于白芍，亦说明本方重在治脾。

陈皮在方中的作用有二：第一，理气健脾，调中止泻。李东垣说："夫人以脾胃为主，而治病以调气为先，如欲调气健脾者，橘皮之功居其首焉。"关于陈皮止泻这一功效，《名医别录》中提道："疗脾不能消谷，止泄。"甄权说："开胃，主气痢。"同时，《药鉴》亦提道：陈皮"与白术同用，则渗湿而健脾""无白术则泻脾胃"。第二，陈皮与白芍相伍则敛肝调肝以和肝用，在肝脾同病中甚为重要。如《济生方》说："其如七情伤感所致，兼以调气药，随证主治，则不失其机要矣。""苦能泻能燥，辛能散，温能和，其治百病，总是取其理气燥湿之功，同补药则补，同泻药则泻，同升药则升，同降药则降。"

防风在方中一则辛散肝气，防风辛温，能疏散肝气，为治肝病之要药。《本草述钩元》说："夫肝主经络，防风气味，皆属风升，又为肝经气分药。"本方主治为肝旺脾虚所致，治宜抑肝散肝，防风能入肝散肝，合白芍以调抑肝气，符合《黄帝内经》"肝欲散，急食辛以散之"的理论。

另外，结合痛泻的临床特征表现，笔者认为在痛泻要方所主之证的病机中，除具有脾虚肝旺证这一传统的病机因素外，还与中医学"风"邪致病常见的发病急、变化快、病位游走不定、时发时止的特征比较类似。元代医家王好古谓防风能"搜肝气"。因此防风味辛归肝经、辛散祛风，还可借其搜肝气之功用，达到散肝泻肝从而止泻止痉之功。

二则防风味香，散肝的同时，又能入脾以舒脾气，合白术以健脾，且防风又为脾经之引经药，能引诸药入脾，以复脾之健运，正如李东垣云："若补脾胃，非此引用不能行。"

三则祛风胜湿，升阳止泻。脾虚则湿盛，治疗可顺应脾升之性，升阳祛湿止泻，正如《医宗必读》说："风药多燥，且湿为土病，风为木药，木可胜土，风亦胜湿，所谓下者举之是也。"总之，防风在方中的意义，正如汪昂归纳的："辛能散肝，香能舒脾，风能胜湿，为理脾引经要药。"（《医方集解》）

柴胡固然为疏肝之要药，但本方证系脾土亏虚，肝气偏盛，疏泄太过所致，即肝旺脾弱证，非肝气郁结，疏泄不及所致。故治宜敛肝抑肝，而不宜单纯疏肝解郁，故不用柴胡。另外柴胡能疏肝，但无理脾之效，无防风一物多用之长，且其性升发偏燥，有劫阴之弊，是故不用。柴胡无止泻之功，《本经》谓其能"推陈致新"，《伤寒论方解》认为"量大反令人水泻"。所以，原方中用防风而不用柴胡。

王氏连朴饮

【方证出处】

连朴饮一方首见于清代王孟英所著《霍乱论》。《霍乱论》卷下记载该方主治为"湿热蕴伏而成霍乱，兼能行食涤痰"。后世以本方治疗以呕吐为主之湿热霍乱。作者晚年有感于治疗经验的累积，将该书重订，更名为《随息居重订霍乱论》。

《随息居重订霍乱论》："余自髫年，即见此证（霍乱）流行，死亡接踵。嗣后留心察勘，凡霍乱盛行，多在夏热亢旱酷暑之年，则其证必剧。自夏末秋初而起，直至立冬后始息。夫彤彤徂暑，湿自何来？只缘今人蕴湿者多，暑邪易于深伏，迨一朝卒发，渐至阖户沿村，风行似疫，医者不知原委，理中、四逆，随手乱投，殊可叹也！"并且记载连朴饮的组成为："制厚朴二钱、川连（姜汁炒）、石菖蒲、制半夏各一钱，香豉（炒）、焦栀各三钱，芦根二两。"

【方证解读】

由原书可见本方证因于湿热蕴伏，清浊相干，属湿热并重之证。湿热中阻，脾胃升降失职，浊气不降则吐，清气不升则泻，气机不畅则胸脘烦闷；湿热下注则小便短赤；舌苔黄腻、脉滑乃湿热内蕴之佐征。治疗当清热燥湿，理气和中。

方中黄连清热燥湿，厚朴行气化湿共为君药。石菖蒲芳香化湿而悦脾，半夏燥湿降逆而和胃，增强君药化湿和胃止呕之力，是为臣药。山栀、豆豉清宣胸膈之郁热；芦根性甘寒质轻，清热和胃、除烦止呕、生津行水，皆为佐药。药味少而精，配伍有序，治疗湿热内生，热伤阴津，湿壅气机等脾胃病证。

赵绍琴《温病纵横》对本方的解读可供我们参考："本证属湿热并重，治疗宜清热与燥湿并行。方中黄连、栀子苦寒，清热泻火燥湿；厚朴、半夏、石菖蒲三药相配，苦温与辛温并用，辛开苦泄，燥湿化浊；半夏又有和胃降逆止呕之功；豆豉宣郁透热；芦根清热生津。诸药配伍，为燥湿清热之良方。"

临床应用以吐泻烦闷，小便短赤，舌苔黄腻，脉滑数为辨证要点。主治湿热霍乱以吐为主者，若腹泻重者，可加白扁豆、薏苡仁以渗湿止泻。

对湿热病机如何认识？

湿热证，是临床上最常见的中医证型之一。

目前对其认识有二：一是指湿热性质的温病过程中某一阶段出现的病证，如湿温病气分阶段的上、中、下焦湿热证等；二是指临床各种疾病中出现如身热、腹胀、困重、苔黄腻等湿热证候，但不具备湿热温病的典型病理演变规律，统称湿热证。

湿热证由湿、热两种邪气同时为患而致，二者既各自显示其特性：湿为阴邪，易伤阳气，阻遏气机。热为阳邪，耗气伤津，损伤阴液；又相互影响：形成热蕴湿中，湿遏热伏，难分难解的状态。王孟英概括为："热得湿则郁遏而不宣，故愈炽；湿得热则蒸腾而上熏，故愈横。两邪相合，为病最多。"

正是因为"湿"与"热"这一阴一阳彼此矛盾对立的病邪共同作用于人体，才导致了湿热证在临床上表现为复杂多样、矛盾迭出的特点，如身热不扬，发热而皮肤不灼手，或初扪之反凉，久扪之则热；身体困重而活动后反舒；面不红而反淡黄；口干而不欲饮；大便质稀而排出不爽或大便数日不下而不燥结，舌质红而舌苔白厚腻等。

湿热混合，湿中有热，热中有湿，汗出而热不退，最为缠绵，欲化其湿，化湿之药，性多温燥，不利于热，欲清其热，清热之药，性多寒凉，湿邪更易冰伏，故湿温为相对难治之证。因此在治疗上唯有辛宣肺气、苦泄里热，芳淡化湿一法，可策两全。

【医案举例】

张某，女，30岁，工人。黎明腹泻，大便稀黄如水样，服附子理中汤、四神丸等方无效，泻前腹痛，泻后痛止，带有黄色黏液，肛门有灼热感，腹满不舒。舌红，苔黄滑，脉滑数。

证属湿热蕴肠，传化失常，治宜清热祛湿，健脾和中。

用连朴饮加减，方药：黄连4.5g，石菖蒲6g，法半夏6g，栀子6g，厚朴9g，藿香9g，茯苓9g，泽泻9g，扁豆9g，葛根9g，甘草2g。服7剂而愈。

古代医家大多认为，五更泻是命门火衰，治疗以温补肾阳为法，根据临床实际，不尽如此。《症因脉治》说："其人浩饮失度，或饮冷酒，伤其肠胃，湿热之气蒸酿于中，积湿成热，火生寅卯，则五更发泄矣。"本案为湿热内蕴，损伤脾胃，在黎明阳旺之时，湿热更甚，传导失司，水谷趋于大肠，而致泄泻。用连朴饮去豆豉、芦根，加藿香化浊醒脾，茯苓、泽泻渗利湿热，扁豆健脾祛湿。湿热除，脾运健，则五更泻得愈。

阳和汤

【方证出处】

阳和汤首载于《外科证治全生集》："阴毒之证，皆皮色不异……此等症候……无论平塌大小，毒发五脏，皆曰阴疽。""此方主治骨槽风、流注、阴疽、脱骨疽、鹤膝风、乳岩、结核、石疽、贴骨疽及漫肿无头，平塌白陷，一切阴凝等证。"可知阳和汤所治疗的病种十分广泛，包括风湿病、乳癌、瘰疬、恶核、失荣、瘿瘤、石疽等多种性质的疾病。

原方组成和剂量为：熟地黄一两（30g）；白芥子炒，研，二钱（6g）；鹿角胶三钱（9g）；肉桂去皮，研粉，一钱（3g）；麻黄五分（2g）；姜炭五分（2g）；生甘草一钱（3g）。

【方证解读】

原方主治"阴疽"，关于病机，原书中说"夫色之不明而散漫者，乃气血两虚也；患之不痛而平塌者，毒痰凝结也"。且提到"非麻黄不能开其腠里，非肉桂、炮姜不能解其凝结……腠理一开，凝结一解，气血能行，行则凝结之毒随消矣"，创造性地提出治疗阴疽的方法为"阳和通腠，温补气血"。

张秉成在《成方便读》中解析阳和汤："所谓邪之所凑，其气必虚。故其所虚之处，即受邪之处，病因于血分者，仍必从血而求之，故以熟地大补阴血之药为君"，张氏认为阳和汤的病机为血分受寒而凝结，故阳和汤重在养血，兼温散寒痰。

当代方剂学大家陈潮祖认为阴疽发于筋骨，因皮色不变、无发热而将其辨证为少阴阳虚，病机为寒凝血滞、痰湿内阻，阳虚不能温煦血脉，遇外邪侵袭，邪从寒化，着于筋骨、血脉、腠理，遂致血滞痰阻，形成阴证。

综上，阳和汤的病机为血虚和阳虚、寒痰瘀互结。

方中大剂量熟地黄为君药，温补精血，善用熟地黄的张景岳言其"本草言其入手足厥、少阴经，大补血衰，滋培肾水，填骨髓，益真阴，专补肾中元气，兼疗藏血之经"，认为"诸经之阴血虚损者非熟地不可"，阴疽血虚无以排脓化毒，"然毒之化必由脓，脓之来必由气血，气血之化必由温也"，熟地黄温补精血，厚脓浆，以托毒排脓，因此有助于排脓化毒。

鹿角胶为补阳之上品、血肉有情之品，甘咸性温，温肾阳、益精血、温经脉、散寒凝。

麻黄连根发表，用梗不表，甘温，开腠理凝滞闭塞；"治之之法，非麻黄不能开其腠理，非肉桂、炮姜不能解其寒凝。此三味虽酷暑，不可缺一也。腠理一开，寒凝一解，气血乃行，毒亦随之消矣"。即开腠理以解寒凝。在阳和汤原方中麻黄为五分，量虽少，却不可或缺，体现了阳和汤用药的精妙，其作用可分述为如下两方面：麻黄属于辛散之品，具有宣通的作用。在《本经疏证·麻黄》云："麻黄气味轻清，能彻上彻下，彻内彻外，故在里则使精血津液流通，在表则骨节肌肉毛窍不闭，在上则咳逆头痛皆除，在下则藏瘕坚积聚悉破也"，说明麻黄能够达机体之表、上、下，是麻黄性辛、偏温、偏动的表现。《本草正言》："麻黄轻清上浮，专疏肺郁，宣泄气机，是为治感第一要药，虽曰解表，实为开肺，虽曰散寒，实为泄邪，风寒固得之而外散，即温热亦无不赖之以宣通。"说明麻黄解表的原因在于宣通气机。

麻黄可振奋阳气。在《金匮要略·痰饮咳嗽病脉证并治》"麻黄发其阳故也"，《本草崇言》"植麻黄之地，冬不积雪，能从至阴而达阳气于上，至阴者，盛水也，阳气者，太阳也"，可知麻黄可振奋阳气，使得其生长之地冬不积雪。李士懋在《医学全集》中提出凡是寒邪在表、五体、五脏、六腑者，均可使用麻黄。在此体现了麻黄通经散寒的作用部位，不仅仅在腠理、皮毛，且拓展延伸到体内血液、脏腑等。

肉桂为樟科植物肉桂的干燥树皮，性热、味辛甘，归肾、脾、心、肝经，功效补火助阳、散寒止痛、温经通脉，《名医别录》言肉桂"主温中，利肝肺气，心腹寒热，冷疾，霍乱转筋，头痛，腰痛……通血脉，理疏不足，宣导百药"。在本方中，正如陈潮祖所言"擅长温肾助阳，通利血脉，化气行水，血得此而温和流畅，津得此而气化蒸腾，不致血郁津凝则阴疽之根拔矣"。肉桂与熟地黄相伍则阴中生阳，温通血脉以散寒。

炮姜为姜科植物姜的干燥根茎经炭炒形成的炮制品，性热、味辛，归脾、胃、肾经，功效为温经止血，温中止痛。《本草经疏》记载："干姜炒黑能引诸补血药入阴分"，《本草便读》言："炮黑则辛少苦多，燥散之性已减，温守之力独犹，能入血分，协助补药之力。"可知炮姜能入阴分，温血分之寒，临床多用于止血，温脾止泻，与肉桂为伍以温通血脉。

白芥子为十字花科植物白芥的成熟种子，性温、味辛，归肺经。具有温通经络的功效，善散皮里膜外之痰，治痰湿流注，阴疽肿毒。《本草经疏》记载"白芥子味极辛，气温。能搜剔内外痰结，及胸膈寒痰，冷涩壅塞者殊效"。

生甘草性平、味甘，归心、肺、脾、胃经，具有补脾益气、清热解毒、祛痰止咳、缓急止痛、调和诸药的功效。《神农本草经》记载"主五脏六腑寒热邪气，坚筋骨，长肌肉，倍气力，金疮肿，解毒"，《珍珠囊补遗药性赋》记载"甘草，味甘平，无毒。生之则寒，炙之则温。生则分身梢而泻火，炙则健脾胃而和中"。生甘草在本方中的功效为解寒凝之毒，调和诸药。

本方着眼于阳虚寒凝这一核心病机，重用熟地黄，与鹿角胶、肉桂配伍，温补精血，以阴中求阳，达到温补阳气的作用；肉桂温通血脉，炮姜温煦脾阳即温煦肌肉，白芥子化痰以宣通皮里膜外，麻黄温通毛窍，气血畅通无阻，使阳气得以补足、寒凝得以消散、寒痰得以温化，而阴疽得愈。

既然有阳虚寒凝，方中可否加附子？

祝味菊认为"盖此方能振奋阳气，祛寒消肿也。但方中缺乏附子，为美中不足，余每次用阳和汤均加附子"，加附子、磁石治疗穿骨流注、阴寒痹证等效果甚佳。说明临证中若阳虚寒凝较重，可灵活加用附子治疗。

阳和汤主治病机虽为阳虚寒凝，但临床上阳虚常兼有气虚、血虚，寒凝常兼有痰湿、水饮、气滞、血瘀，故在实际应用时，应根据具体情况进行灵活加减。如临床兼有气虚表现者，宜加入补气之品，如黄芪、炙甘草、白术、党参等；兼血虚者加用当归、白芍等；若兼痰浊者，可加入半夏、胆南星、陈皮、薏苡仁等；若兼水饮者，加茯苓、白术等；若兼气滞者，加川芎、香附等；若兼瘀血者，加用活血药如当归、鸡血藤、丹参、桃仁、红花、莪术、赤芍、川牛膝等。

高建忠治疗咳喘哮

（1）小青龙汤治疗久咳

冯某，女，48岁。

主诉近1周来咳嗽较甚，呈发作性、痉挛性咳嗽，影响睡眠。痰黏不利，咽痒不舒，纳可，便秘，不喜饮水。近几年来每年冬季咳嗽缠绵。舌质淡暗，舌苔薄白，脉沉弦。证属胃逆肺寒饮停，风邪滞留。治以温肺降胃、散寒化饮、祛风利咽为法，方用小青龙汤加减。

方药：生麻黄3g，桂枝3g，细辛3g，干姜3g，姜半夏9g，五味子9g，生白芍12g，僵蚕12g，蝉蜕9g，射干15g，白果9g，浙贝母12g，生甘草3g。3剂，水煎服。

二诊：咳嗽已无，便秘明显。初诊方干姜减为1g，去浙贝母，加全瓜蒌18g、麻子仁15g。3剂，水煎服。

三诊：咳止便畅，身转温和，外出可不戴帽子、口罩，欣喜之情溢于言表，要求进一步治疗（用药前长期头身怕冷、不舒而自己不觉为病状）。处桂附地黄丸60丸，每次1丸（9g），每日2次，早、晚空腹服用。

按：咳嗽难医，尤其是久咳和反复咳嗽，这是古今医家的共识。清代医家黄元御所写的《四圣心源》中，治疗咳嗽只有一证一方，原文是这样的："咳嗽之证，因于胃逆而肺寒，故仲景治咳，必用干姜、细辛……姜苓五味细辛汤：茯苓（三钱），甘草（二钱），干姜（三钱），半夏（三钱），细辛（三钱），五味（一钱，研）。煎大半杯，温服……其甚者，则为齁喘，可加橘皮、杏仁，以利肺气。若肺郁生热，加麦冬、石膏，清其心肺。若胆火刑金，加芍药、贝母，以清胆肺。劳嗽吐血，加柏叶，以敛肺气。若感冒风寒，嚏喷流涕，头痛恶寒，加生姜、苏叶，以解表邪。"一代大医黄元御为什么如此治咳？后读及清代医家陈修园的《医学实在易》，见有"本症无一定之方，然水饮二字，为咳嗽之根"。故临床中，高建忠教授常用小青龙汤方治疗久咳和反复咳嗽，取效颇佳。

本案中，咽痒为风邪残留，发作性、痉挛性咳也可佐证；久咳、夜咳、冬季咳为沉寒饮停，不喜饮水、脉沉弦也可佐证。因此治疗取用小青龙汤方祛风散寒，通阳化饮。痰黏不利非小青龙汤证表现，考虑有风邪、沉寒郁津化痰化热可能，故加用僵蚕、蝉蜕、射干、浙贝母等清热化痰、散邪利咽之品。久咳不免耗散肺气，加之方中辛散之品群集，故白芍量大，且加白果，有敛肺保肺之义。寒去阳布津行，稍加润肠之品，便秘可解。阳气周身通达，头身温和，也属自然。桂附地黄丸温补肾气，久服可缓壮一身之阳气，不失为阳气不足之体的善后良药。

（2）小青龙汤治疗热咳

屈某，女，37岁。

"感冒"后起病，咳嗽半月余，晚上为甚，影响睡眠。痰多色黄白，鼻流黄涕，咽干，咽痒，声嘶，口干喜饮，纳食欠佳，大便偏干，有"过敏性鼻炎"病史。舌质红，舌苔黄白，脉沉滑。证属痰热内郁，肺失宣降。治以温通清化为法，方用小青龙汤加减。

方药：生麻黄1g，桂枝1g，细辛1g，干姜1g，牛蒡子12g，生白芍6g，僵蚕12g，蝉蜕9g，浙贝母12g，五味子6g，射干15g，姜半夏9g，生甘草3g。2剂，水煎服。

二诊：患者自诉咳嗽明显减轻，痰涕俱减，从鼻至咽、喉、胸部俱感清爽许多。初诊方去牛蒡子，加全瓜蒌15g，继服3剂痊愈。

按：本例患者痰浊涕黄，舌红脉滑，前医皆辨为热咳而予清化热痰不效。本病属热咳不假，但此热属寒郁化热，郁热非单一清化所能解决，在清化中必须配以温通，用药的诀窍在于根据病情掌握温通与清化的比例。小青龙汤方中麻黄、桂枝、干姜、细辛四药相伍，温通有神效，不可因有热而随意弃用。此案中，麻黄、桂枝、干姜、细辛用量非常小，只有1g，加牛蒡子、僵蚕、蝉蜕、浙贝母清化热痰，加射干利咽。另外需要注意，使用小青龙汤，患者的舌象应为舌苔薄白或水滑，如果舌苔白腻，并非小青龙汤所宜，或初服可见效，久服难以收功。

（3）小青龙汤治疗燥咳

宁某，女，34岁。

咽痒、咳嗽2月余。咽痒则咳，咳嗽呈阵发性、连续性，遇冷易发，晚上频发，无痰，咽干，喜饮少量热水。纳食可，大便偏干，舌质淡暗，舌苔薄润，脉细弦。证属风寒束肺，肺失宣降，津液失布。治以小青龙汤加减疏风散寒，通阳布津。

方药：生麻黄3g，桂枝3g，细辛3g，干姜3g，姜半夏9g，生白芍9g，五味子9g，蝉蜕6g，全瓜蒌15g，炒苏子12g，炙甘草3g。7剂，水煎服。

二诊：咳嗽已止，大便不干。自言体瘦，乏力，希以中药调治。处以建中汤加减调治。

按： 通常我们所说的燥邪犯肺有温燥、凉燥之分，其特点之一是肺系津液耗伤。严格来说，本案中燥咳与凉燥是不同的。此类燥咳临证极为多见。"此病的特点，舌净苔薄，不燥不腻，有津液敷布；脉细见弦象，而无数象。虽为干咳，但绝无燥热伤阴之征。"高建忠教授治疗此类燥咳，每每取用小青龙汤加减，辛散温通，取效良好。方中蝉蜕、全瓜蒌、炒苏子属"重复用药"，加蝉蜕以祛风止痒，加全瓜蒌、炒苏子肃肺润肠。

（4）小青龙汤治疗"咳家"发热

病案一：张某，男，15岁。

患者前日夜出晚归，昨日凌晨出现阵发性干咳。昨晚咳嗽加重，伴见发热。诊见：咳嗽频发，有白痰，咽痒、恶寒、发热，无汗，咳嗽时胸憋、呕恶，不喜饮。体瘦，面白。舌质淡红，舌苔薄白，脉浮弦。家长补诉，患者自幼易反复咳嗽，每次"感冒"都表现为咳嗽较甚。辨证为表寒里饮证，治以解表化饮为法。方用小青龙汤加减。

方药：生麻黄9g，桂枝6g，干姜3g，细辛3g，五味子3g，生白芍6g，姜半夏9g，蝉蜕9g，生甘草3g。1剂，水煎分两次温服，服后捂被休息。

次日来诊，患者述昨晚服药后汗出咳减，恶寒、发热都没有了，现偶咳、有痰。舌质淡红，舌苔薄白，脉细缓。处以二陈汤合干姜、细辛、五味子和胃化痰，温化寒饮善后。

方药：姜半夏9g，陈皮9g，茯苓9g，干姜2g，细辛2g，五味子4g，炙甘草2g。3剂，水煎服。药后病愈停药。

按：这是一个典型的咳家发热的案例，患者既往有反复咳嗽的病史，因受凉导致咳嗽加重，随即出现发热。高建忠教授认为：临床上常见部分患者反复咳嗽，套用张仲景的话可以称为"咳家"。此类患者出现外感发热，单用常规解表之法往往无效。如果此时患者不表现为明显热证，多可辨证为小青龙汤证，用小青龙汤解表化饮，可收立竿见影之效。

或问：如果面对的是这样一个患者，平素也有咳嗽，因发热就诊，表现为明显热象，能否用小青龙汤？

病案二：王某，男，8岁。

患儿从4岁开始反复出现咳喘，每次发作多以小青龙汤加减治愈。本次以"发热、咽痛2天"为主诉来诊。诊见：发热，不恶寒，咽痛，咽干，口干喜饮，大便干，时有呛咳。舌质红，舌苔薄黄，脉弦数。辨为少阳、阳明合病，治疗表里分消其热。

方药：柴胡9g，黄芩9g，僵蚕9g，蝉蜕9g，连翘12g，牛蒡子12g，桔梗9g，姜半夏6g，生大黄（后下）6g，干姜2g，细辛2g，五味子2g，生甘草2g。2剂，水煎服。药后便畅、热退而愈。

按：本案实为小柴胡汤合升降散加姜、辛、味法。方用柴胡、黄芩、半夏、甘草转枢少阳，用僵蚕、蝉蜕、桔梗、生大黄调节气机升降出入。考虑到"咳家"寒饮蠲肺的特点，加干姜、细辛、五味子温肺化饮；加牛蒡子清肺利咽，还可通便；加连翘清解郁热。热证治热，用以寒药，但需要顾护根本，所以加了姜、辛、味。高建忠教授临床体会，此类患者如在方中不加姜、辛、味，往往热退后易咳喘发作或加重。因此，在临床上治疗"咳家""喘家""哮家"诸病证，常在应证方中加用干姜、细辛、五味子，不但可以治疗咳、喘、哮，即使治疗他症，也不易诱发咳、喘、哮。

病案三：李某，男，8岁。

发热、咳嗽4天。咳嗽、咳痰伴见鼻塞、鼻流清涕、痰多。无咽痛，无头身疼痛。平素便干，近两日使用泻下药后大便两次。既往有反复咳嗽史。舌质红，舌苔白，脉浮细紧。证属寒邪郁闭肺气，生痰化热，波及腑致腑气不通。方选麻杏石甘汤加减。

方药：生麻黄3g，炒杏仁9g，生石膏24g，全瓜蒌12g，炒莱菔子15g，薄荷9g，蝉蜕9g，生甘草3g。2剂，水冲服。

二诊：热退，仍有咳嗽、痰多、黏涕。舌质淡红，舌苔薄白，脉细弦。新病消除，转以治疗宿疾。转方温化寒饮、清散余邪。

方药：桂枝2g，生麻黄2g，干姜2g，细辛2g，姜半夏6g，生白芍6g，五味子6g，炙甘草2g，鸡内金12g，僵蚕9g，蝉蜕9g，浙贝母9g，全瓜蒌12g，辛夷9g，鱼腥草12g。5剂，水冲服。药后痊愈。

按：以上三案虽均为"咳家"发热，都有寒饮停肺的"宿病"，但又各有不同。病案一患者发热、咳嗽并存，临床表现出一派寒象，故可直接用小青龙汤。病案二患者发热时无咳嗽，且有明显的热象，故在使用凉药时需加入干姜、细辛、五味子治疗宿病。病案三患者发热、咳嗽并存，兼便干、舌红等一系列热象，故需先治疗新病，再治疗宿疾。

《伤寒论》第40条："伤寒表不解，心下有水气"的主症是"干呕，发热而咳"。如果把"而"理解为表递进关系的连词，三症中最主要的症状当是"咳"。第41条："咳而微喘，发热不渴。"此处的"而"当为表并列关系的连词。此时小青龙汤所治疾病最为突出的症状也是"咳"。临床上，小青龙汤证最常见的症状是咳嗽，小青龙汤是治疗咳嗽最常用方之一。高建忠教授临床上使用小青龙汤治疗的病证，以咳嗽最为多见，或为受寒而咳，或为饮冷或食冷而咳，或为久咳，或为反复咳嗽，或为冬季咳嗽，或为夜间咳嗽。

小青龙汤方后加减，若喘，去麻黄加杏仁。喘，在小青龙汤证中，可作为兼症，也可作为主症。在后世医家笔下，小青龙汤为治喘名方，也有部分医家指出喘证慎用小青龙汤。因为喘证多见上实之喘和下虚之喘，小青龙汤宜于治疗上实之喘，而不宜（甚或是禁忌）用于治疗下虚之喘。至于喘证用小青龙汤，是否需要去麻黄加杏仁？多数医家的回答是否定的。

去掉麻黄，如何解表？表不解，喘如何能平？何况有一部分医家认为麻黄具有很好的平喘功能，麻黄为治喘要药，治疗喘证是没有理由去掉麻黄的。

高建忠教授治疗咳、喘、哮三病，小青龙汤是常用方之一。部分患者服小青龙汤后有汗出或汗出增多，但咳喘尚未完全平复。此时继用小青龙汤，咳喘可以继续减轻，但汗出也会逐渐增多。麻黄的取用与否，并不取决于是否有喘，也不取决于主症是哪一症，而是取决于是否有太阳病，是否无汗。"有汗用桂枝，无汗用麻黄"，这句话在太阳病的治疗中是非常重要的。因此用小青龙汤治喘，无汗者麻、桂并用，有汗者去麻黄加杏仁，效果颇佳。

（5）小青龙汤与麻黄苍术汤治疗荨麻疹

王某，女，43岁。

近1月来皮肤反复出现荨麻疹，每日入睡前发作，身痒而起疹，口服中药、西药治疗效果欠佳。伴见睡眠欠佳，腹部畏寒，大便偏干，纳食尚可，无四逆。口中和，不喜饮。既往有"哮喘"病史。舌质淡暗，舌苔白腻，脉细弦缓。辨证为肌表寒湿，选用麻黄苍术汤加减，一以祛肌表寒湿，二可防肺家寒饮内动。

方药：羌活10g，防风10g，生苍术10g，生麻黄5g，草豆蔻3g，五味子6g，姜半夏10g，僵蚕10g，蝉蜕6g，生甘草3g，生龙牡各20g。7剂，水冲服。药后诸症减，停药。

  按：患者患"哮喘"病多年，屡用小青龙汤加减给予治疗。本次病发荨麻疹，未见咳、喘，但根据病史，医患都明白，用药稍有不慎，随时都可能出现咳、喘、痰鸣。四诊表现毫无热象，结合素体、宿病，考虑阳虚阴盛。舌苔白腻，考虑寒湿之邪为患。病位在表不在里，故不使用平胃散、四逆辈。未见明显"四逆"表现，故不使用"附子剂"。考虑到素有肺家寒饮，此次病变,用僵蚕、蝉蜕、生龙牡者，取其祛风、止痒、安神之功，针对晚上身痒、睡眠欠佳而设。

  麻黄苍术汤出自《兰室秘藏》"自汗门"，方由苍术、羌活、防风、炙甘草、柴胡、黄芩、生甘草、麻黄、草豆蔻、五味子、黄芪、当归梢组成。"治秋冬每夜五更嗽，连声不绝，乃至天晓日高方缓。口苦，两胁下痛，心下痞闷，卧而多惊，筋挛，肢节疼痛，痰唾涎沫，日晚神昏呵欠，不进饮食。"症中有口苦、两胁下痛，考虑病涉少阳，故合用柴胡、黄芩、生甘草纾解少阳；症中有日晚神昏呵欠，不进饮食，考虑病涉内伤，故加用黄芪及当归梢。假设症中没有口苦、胁痛，没有神昏、呵欠，麻黄苍术汤就可以瘦身为九味羌活汤中的四味核心用药：羌活、防风、苍术、甘草。四味羌活汤加麻黄、草豆蔻、五味子，主治秋冬每夜五更嗽连声不绝，痰唾涎沫，可以伴见心下痞闷、肢节疼痛；小青龙汤主治"伤寒表不解，心下有水气"，也常见天冷、凌晨阵发性咳嗽，痰唾清稀涎沫，也可伴有发热、身痛等。

分析两方的组成，小青龙汤由麻黄汤去杏仁，加半夏、干姜、细辛、五味子、白芍组成，实即由解风寒在表之麻黄汤和化寒饮在里之半夏、干姜、细辛、五味子两组药物组成；麻黄苍术汤可看作由解风寒湿在表之四味羌活汤和化寒湿在里之麻黄、草豆蔻、五味子组成。麻黄汤（加减桂枝汤）外解在表之风寒，四味羌活汤外解在表之风寒湿；干姜、细辛、五味子温化肺家之寒饮，麻黄、草豆蔻、五味子治疗肺家之寒湿。二方的病机区别点在于寒饮与寒湿。寒饮与寒湿，见症可以类同，舌象、脉象可以不同。寒饮多见苔滑、脉弦，寒湿多见苔腻、脉濡或细缓。故而疑似小青龙汤证而舌苔见白腻者，可以选择四味羌活汤加麻黄、草豆蔻、五味子。

（6）三拗汤加味治疗咳喘

叶某，女，52岁。

患"哮喘"10余年，近两年来每次哮喘发作，经诊治给予中药控制，两年来未用过西药。2008年1月8日晚上打来电话，突发咳嗽、气紧明显。

电话中给予方药：生麻黄3g，炒杏仁12g，白果9g，僵蚕12g，蝉蜕9g，射干12g，生甘草3g。嘱抄下方后急配1剂，水煎分2次服。

次日就诊，自诉昨晚服下1次，咳嗽、气紧即大减，一夜安睡。诊见舌质淡红，舌苔薄润，脉细缓。上方加干姜1g、细辛1g、五味子3g，继服3剂。药后无不适，停药。

按：上方实由三拗汤方加味而成。三拗汤方由麻黄、杏仁、甘草三味药组成，出自《太平惠民和剂局方》，是中医治疗咳、喘、哮的基本方，根据表里、寒热、虚实可随证加减使用。清代医家徐灵胎认为三拗汤中麻黄开发肺气以逐邪，杏仁疏豁寒涎以降气，甘草和胃以缓喘急。并指出本方"此开表逐邪之剂，为风寒郁遏喘逆之专方"。本案病证初发，考虑风邪为诱因，故加用僵蚕、蝉蜕祛风利咽，同时加用射干治"咳逆上气"。因属"哮家"，首方加用白果，次方又加干姜、细辛、五味子，意在平喘止哮。药少量少，因病初发，病在肺，肺居上焦，为娇脏，吴鞠通所谓"上焦如羽，非轻不举"。电话中之所以可以开中药，是基于对患者体质和病情的熟悉（老病人）。传统中医为一方百姓服务的模式是可贵的，也是科学的。

（7）定喘汤治疗咳喘

刘某，男，42岁。

近3月来发作性咳嗽，发时呈连续干咳，伴胸憋、遗尿，待咳出少许黏痰方止，遇风冷及气味刺激易发。多方治疗不效。纳可，便调。舌质淡暗，舌苔薄白腻，脉缓。本案病呈发作性，不发作时如常人，按常规辨证较难。考虑发作性为风动之象，发时胸憋、遗尿为肺气宣降失常之象，舌象提示痰湿，舌象、脉象不提示热象（但四诊所得也不提示明显寒饮之象）。故选用定喘汤加减祛风止咳，宣降肺气，泻肺化痰。

方药：生麻黄3g，炒杏仁12g，白果9g，款冬花12g，姜半夏9g，桑白皮15g，炒苏子12g，黄芩9g，炙甘草3g。7剂，水煎服。

二诊：服上方1剂即明显见效，现偶发咳嗽，且咳嗽较轻，已无胸憋、遗尿。舌苔转薄白。初诊方隔日服1剂，继服7剂。药后无不适，停药。

按：本案主症为咳嗽，既无风寒外束，也无痰热内蕴，而取用定喘汤治疗效果较好。如取用常规治咳套方，多无效。高建忠教授临证常用定喘汤治疗咳嗽，表现为发作性连续性阵咳、西医多诊断为"咳嗽变异性哮喘"者。

定喘汤为临床治喘名方，出自明代学者张时彻所辑《摄生众妙方·哮喘门》。《续名医类案·喘》中也提到该方："金陵一铺治哮喘，名白果定喘汤，服之无不效者，其人以此起家。"从方剂组成看，此处白果定喘汤即定喘汤，剂量稍有出入。案后有一段按语："琇按：此方惟风寒外感者宜用。若上盛下虚，气不归元者，服之立毙。如不问虚实，概行与之，虽起家而杀人多矣。然今之时师执方治病，谬为知脉，其人亦未必不起家，而其罪则加等矣。"按语中提到本方治上实之喘，而不可泛用于下虚之喘，诚是。

方书中多谓本方主治风寒外束、痰热内蕴之哮喘证。临证以痰稠色黄、舌苔黄腻、脉滑数为辨证要点。但实际临床中，痰热内蕴之咳嗽，通常我们会想到清气化痰丸证，很少想到定喘汤证。定喘汤方中，清热药只有黄芩、桑白皮两味药，与苏子、半夏相合，确有清化痰热之效。但全方偏温，若果见痰稠色黄、舌苔黄腻、脉滑数，绝非适宜之方，除非加大清化痰热的力量，减少温药的力量，使全方偏于清泻。况且痰热壅盛，也非白果、款冬花之温敛所宜。也许原方的作者使用该方也并非完全按证而用（辨证加减是需要的）。哮喘之发，或受风寒而诱发，或哮喘发作之本身即为风动之象。发作之时，痰升气阻，肺失宣降。故治疗时，治风、治痰、治气为必需。为求速效，加以"劫喘"。痰阻气滞易于化热，且用药偏温更宜助邪化热，故佐以清热泻肺之品也为必需。因此，把定喘汤看作一张治疗哮喘之"专方"，治风、治痰、治气、治实、治热，更符合临床。

另外，定喘汤原方中白果21枚，约30克，"劫喘"力量足够，但临证恐有中毒之虑。王旭高在《退思集类方歌注》中即指出："白果收涩，（原方）二十一枚恐太多，宜减之。"故高建忠教授临证成人常用9g，配以麻黄3g（少数用6g）。

（8）清气化痰丸治疗咳喘

任某，男，22岁。

自幼间歇性喘憋，每年发于春、夏、秋三季，以夏季较甚，冬季不发作。近1月来症状进行性加重，气喘，胸憋，胸热，痰鸣，咽痒，但不咳嗽，晚上症状加重。纳食尚可，喜食梨，大便调。舌质暗红，舌苔薄白腻，脉濡。正虚为本，痰热为标。治以清化痰热为法。方用清气化痰丸加减。

方药：姜半夏12g，橘皮12g，茯苓12g，枳实9g，全瓜蒌30g，黄芩12g，浙贝母15g，桔梗12g，生石膏（先煎）30g，炒莱菔子12g，生甘草3g。7剂，水煎服。

二诊：药后诸症俱减，尚有胸热，脉显细滑。原方继进7剂。

三诊：白天已无不适，凌晨2时左右有短时咽干、咽痒、呼吸声粗。舌质淡暗，舌苔薄白，脉细弦滑。痰热未尽，交时而发，小柴胡汤加减。

方药：柴胡9g，黄芩12g，姜半夏12g，干姜3g，细辛3g，五味子9g，桔梗12g，枳实9g，全瓜蒌30g，生石膏（先煎）30g，生甘草3g。7剂，水煎服。药后无不适。嘱饮食清淡，至冬季以丸剂调补。

按：对于痰喘、痰哮，常规思维经常会使用到麻黄剂，或麻杏石甘汤加减，或小青龙汤加减，或定喘汤加减等，总不离麻黄平喘定哮，中西医结合叫

"扩张支气管"。但"有是证，用是药"这句话始终是指导临证的第一准则。本案辨证抓住"胸热""喜食梨""天热症加"等特点，结合舌苔薄腻（尽管不是舌红苔黄腻），断为"肺家痰热"，经用生石膏、黄芩、全瓜蒌及二陈等清气化痰，取得较好疗效。从始至终并未使用麻黄，甚至连杏仁也舍而未用。

清气化痰丸，治咳名方。明代医家吴昆在《医方考》中说："此痰火通用之方也。气之不清，痰之故也，能治其痰，则气清矣。是方也，星、夏所以燥痰湿；杏、陈所以利痰滞；枳实所以攻痰积；黄芩所以消痰热；茯苓之用，渗痰湿也；若瓜蒌者，则下气利痰云尔。"本案用其治疗喘、哮，收效亦佳。只是案中并非"气之不清，痰之故也"，而是痰由热生，符合《医方集解》中所说"气能发火，火能役痰"，治疗用药也符合"故化痰必以清气为先也"。

"肺为娇脏""治上焦如羽"，高建忠教授治咳、喘、哮，麻黄、干姜等药常用3g，绝不重用。但对于痰热盘踞病症，非重剂清化方收佳效。本案剂量，在笔者处方中已属重剂。另外，初诊脉濡而不滑，二诊脉转细滑，与药后气机转畅有关。气机转畅，本脉方显。转方用小柴胡汤加减，是因交时而发。用"姜、辛、味"，是因夜半症发。思考本案"肺家痰热"的成因，可能与禀赋有关，也可能与前医早用、滥用补药有关。

（9）小柴胡汤治疗久咳

宋某，女，66岁。

间歇性咳嗽近半年，百治不效。咳嗽呈阵发性、连续性、受寒则咳甚，咳发时涕、泪俱出，小便自遗。伴见阵冷阵热，热则汗出，咽部不舒，晨起口黏不爽，睡眠时好时差，纳食尚可，大便通利。舌质淡暗，舌苔薄白，脉细弦缓。证属太阳、少阳两感。治以两解太阳、少阳为法，方用柴胡桂枝汤加减。

方药：柴胡9g，桂枝6g，黄芩12g，生白芍12g，党参6g，茯苓9g，干姜3g，细辛3g，五味子9g，射干12g，僵蚕12g，蝉蜕9g，生甘草3g。5剂，水煎服。

二诊：咳嗽已止，诸症渐解，唯觉咽部痰黏不舒感。舌质淡暗，舌苔薄白，脉细缓。治以调气化痰利咽，恢复肺胃功能，温胆汤方加减。

方药：姜半夏9g，陈皮9g，茯苓15g，枳实9g，竹茹9g，桔梗12g，浙贝母12g，炒杏仁12g，全瓜蒌15g，炙甘草3g。4剂，水煎服。

按：患者咳嗽半年，久治不愈，治疗无非治肺、治胃，或宣肺止咳，或降逆和胃，均为徒劳。此次就诊，首方从"六经辨证"着手，辨为太阳、少阳两感，用两解太阳、少阳的柴胡桂枝汤方加减，咳嗽基本减轻，取小柴胡可使"上焦得通"之意；后"唯觉咽部痰黏不舒"，仍着眼于津液，从整体观念出发，选可通调三焦气血津液的温胆汤，虽言治在肺胃，实则治在津液。"上焦得通，下焦得下，胃气因和"一句贯穿整个治病过程。本案治法选用"和解法"。和解法也是高建忠教授在临床中常用法之一。小柴胡汤是和解法最具有代表性的方剂。

咳嗽久治不愈，清代医家陈修园在《医学实在易》中有这样一段话："余临症以来，每见咳嗽百药不效者，摒去杂书之条绪纷繁，而觅出一条生路，止于《伤寒论》得之治法。《伤寒论》云：上焦得通，津液得下，胃气因和三句，是金针之度……《伤寒论》小柴胡汤谓：咳者去人参、生姜，加干姜、五味子。此为伤寒言，而不尽为伤寒言也。余取'上焦得通'三句，借治劳伤咳嗽，往往获效。"小柴胡汤可治疗劳伤咳嗽。

近代医家唐容川著《血证论》，称和法为"血证之第一良法"，在血证的治疗中广用小柴胡汤。《血证论·咳嗽》："《内经》云：五脏六腑皆有咳嗽，而无不聚于胃关于肺，上条分肺胃治已详。兹有一方，可以统治肺胃者，则莫如小柴胡汤。肺火盛加麦冬；心火盛加黄连、当归；肝火盛加当归、胡黄连；黄昏咳嗽为火浮于肺，加五倍子、五味子以敛之；五更咳嗽，为食积之火，至寅时流入肺经，加莱菔子；痰凝气滞者，加瓜蒌霜、旋覆花、杏仁、桔梗、射干、川贝母；水饮上冲者，加葶苈子、桑白皮、细辛、五味子；有寒加干姜、云茯苓；若兼外感，发热恶寒，鼻塞头痛而咳嗽者，宜小柴胡汤加荆芥、紫苏、杏仁、薄荷。盖小柴胡能通水津，散郁火，升清降浊，左宜右有，加减合法，则曲尽其妙。"本段论述是基于"虚劳失血之咳嗽"，着眼于通水津、散郁火、升清降浊。那么，由于水津不布夹有郁火所致之咳嗽，就可以考虑用小柴胡汤加减治疗。倘若没有明显正虚，小柴胡汤中的温补之品可少用或不用。

（10）血府逐瘀汤治疗喘证

张某，男，63岁。

患喘证20余年，每逢冬季即发，近几年呈明显加重趋势。去年入冬以来，喘证又发，治未及时、有效，致卧床不起，饮食不进。中药治肺、治肾俱不应，开胃运脾法遍试，徒增脘腹胀满。诊见：患者卧床，喘促呻吟，不咳，胸廓膨隆，双肺满布干鸣音，脘腹板硬。自诉胃脘部饱胀刺痛而不得饮食。舌质暗红，舌苔黄白腻，脉浮大。气血不和，胃纳何以得开？先予血府逐瘀汤方疏气和血以"开胃"。

方药：柴胡9g，当归12g，赤芍12g，生地黄9g，川芎9g，桃仁9g，红花9g，枳壳12g，桔梗9g，怀牛膝9g，炙甘草9g。3剂，日1剂，水煎早晚温服。

二诊：药后患者胸脘饱胀大减，能进稀粥。考虑脉浮大为虚极之象，亟待补之。初诊方加人参9g、炙黄芪30g、熟地黄18g，再进3剂。

三诊：病情进一步好转，二诊方熟地黄改为30g，继服。之后渐减行气活血药力，渐加扶正药力，患者胃口渐开，喘满渐平，精神渐复，终以补肾活血收功。

按： 实喘治肺，虚喘治肾，中土衰者培土为急。然"喘家"久病，金、水、土三脏俱衰，治金、治水碍土，治土又不应者，当以条达气血为急务，气血和畅，诸脏才能得到温煦、濡养，才可能恢复生机。清代医家王清任提出："治病之要诀，在明白气血"，洵不虚言。

本案正气虚极，理当急以扶正。但气血不运，补药徒增胀闷。而疏调气血一旦见效，扶正之药必须及时跟进，否则正气不支，气血终不得行。方书中多说黄芪、熟地黄进服易腻膈胸闷，那是正虚不甚，似本案大虚，越是进大剂黄芪、熟地黄，胃口越是大开。中医的很多认识和理论只是在一定范围、一定条件下适用，而非普适。

（11）六君子汤治疗虚喘

白某，男，35岁。

患哮喘10余年，近1年来进行性加重。服用多种中、西药物治疗效差。近两月来每日依赖静滴氨茶碱（每次两支），有时每日需静滴两次。症见：咳嗽，气喘，动则喘甚，胸憋胸闷，痰多色白，晚上喘憋较甚，不能入睡。纳差，大便不成形。面青唇暗，舌质暗红，舌苔薄白，脉虚数。胸片提示双肺支气管炎。肺功能检查提示：阻塞性通气功能障碍，通气功能明显减退，扩张试验（＋）。证属肺脾气虚，风痰壅滞。治以补气化痰、祛风平喘为法，方用六君子汤合三拗汤加减。

方药：人参6g，炒白术12g，姜半夏9g，橘红9g，茯苓12g，生麻黄3g，炒杏仁12g，白果9g，桔梗9g，浙贝母12g，葶苈子（包煎）12g，僵蚕12g，蝉蜕9g，炒莱菔子12g，赤芍药9g，生甘草3g。4剂，水煎服。

二诊：药后诸症明显缓解，咳、喘、憋俱减，痰转利，色白泡沫样，口干不喜饮。舌质淡嫩，舌苔薄白，脉稍静。已停用氨茶碱。

方药：人参6g，炒白术12g，茯苓12g，姜半夏9g，陈皮9g，干姜1g，细辛1g，五味子3g，僵蚕12g，蝉蜕9g，葶苈子（包煎）12g，射干12g，浙贝母12g，炙甘草3g。5剂，水煎服。

三诊：诸症进一步好转，面色转润泽，面见喜色，晚上可以安睡，纳食好转，走路快时气紧，咳嗽不多。舌象同前，脉细缓。二诊方去浙贝母，继服7剂。

四诊：咳喘渐不明显，体力进一步恢复。三诊方去射干，继服7剂。

五诊：无明显不适，精神恢复较好。四诊方加补骨脂9g，继服7剂。

后以五诊方加减，渐加补肾之品，治疗两月余，诸症皆失，生活如常。

按：明代医家吴昆在《医方考》中谈到六君子汤时说："气虚痰喘者，此方主之。"但在哮喘发作阶段，医生心中常存"急则治其标"，即使辨为气虚痰喘，也很少会径直投用六君子汤，致使治哮名方常受冷落。本案治疗始终以六君子汤为主，初诊加用治标药，随着病情好转，逐渐减用治标药，取效倒也捷速。

结语：

关于肺系疾病，六经辨证与三焦辨证的区别在于：如疾病初起，症见恶寒、发热、头身疼痛，可用六经辨证，辨为太阳病；若在此基础上症见咳嗽、咽痛、鼻塞、流涕等，需转以三焦辨证。若单纯的病在皮毛，可用六经辨证；若病在清窍，无法用六经解释，如疾病初起，如何出现在里的病变，故需转换思路。所以，对于上呼吸道病变，辨证要点是首辨外感、内伤。若为外感病，需辨伤寒和温病。伤寒病治在太阳；温病需辨是新感温病，还是伏邪温病，两者均治在太阴。内伤病、哮病的宿根是饮邪，需区分陈寒与寒饮。麻黄可祛陈寒，干姜、细辛、五味子可散寒饮。麻黄有驱除陈寒、温通阳气的作用。如果有表证，麻黄的剂量宜偏大；如果没有表证，麻黄的剂量宜偏小。老年人用麻黄剂量宜小，3g或6g，稍有不慎可能引起心跳过速。痰是在陈寒和伏饮的基础上出现的，痰与饮可以共存。

辨咳嗽，需辨表里、寒热、虚实。

辨表里：有一部分很好辨，患者有明显的恶寒、发热、脉浮、苔不腻等，即为表证，否则多为里证。但很多时候表证、里证都有，这不好辨。有时没有任何表证的表现，但单治里证，效果不好；治疗时转向治表，或加几味表药，疗效反而很好，这是通过疗效来辅助辨证。还有就是通过时间及病程的长短来判定。如刚起病，辨为里证时免不了加几味表药，临床疗效很好。

辨寒热：对于急性咳嗽来说最好辨，口干、舌燥、咽干、咳痰黄稠、大便干、小便赤、舌质红等，很容易就辨出热了。如果见到的症状与这些相反，就辨出寒了。难点是寒热并见的情况，用药时也需要寒热并用。对于慢性咳嗽来说，辨寒热没那么简单，一般说痰白属寒，痰黄属热，这适用于急性咳嗽，对慢性咳嗽基本不管用。很多寒性咳嗽的病人偏偏吐的是黄痰。对于慢性咳嗽，痰的稀或稠比黄或白对辨寒热更为重要。一般来说，痰稀多寒，痰稠多热。慢性咳嗽患者，为什么病程很长，这与自身的正气不足有关。这种不足多是阳气不足，或全身的或局部的。而局部邪气长时间滞留，又很容易，甚至是必然化热，这时前面是虚寒，后面是实热，对治疗的要求就更高了。

辨虚实：急性咳嗽不存在这个问题，慢性咳嗽往往虚实并见。尽管教科书上有很多关于辨虚实的方法，但要直接移植到临床上，是需要较长时间的临床实践来体悟的。临床需要我们辨虚有多少，实有多少，这直接影响到用药。还有对虚证的定位，肺、脾、肾，阴、阳，究竟虚在哪里。对邪实的辨别，寒、热、痰、湿、饮、瘀，究竟是哪一种或哪几种，分别占多大比例。书中说见到舌质暗、有瘀斑、脉涩为有瘀，但临床上一定要等到有这些典型表现才去辨出瘀，会发现我们能辨出的很少。何况有很多人舌质原本就是暗的，难道舌质暗就应该考虑瘀？有人说久病入络，时间长了就有瘀，但也不一定。时间长了，我们使用活血化瘀药并不见得疗效有多好。有人在辨证论治基础上加些活血药，但这种做法究竟对不对，利多还是弊多，需要进一步探讨。

辨痰：痰的种类特别多，有寒痰、热痰、湿痰、燥痰、风痰等，辨证不确切，治疗效果就会受到影响。湿邪本来是很好辨的，苔腻加上中焦脾虚的症状就能辨出来了，但很多临床医生不相信、不重视湿邪能引起咳嗽，不去注意湿邪，常把湿邪当作痰邪来治疗，效果不好。高建忠教授治湿热咳嗽，常用甘露消毒丹而不加任何止咳药，效果很好。饮邪，"饮病脉自弦"，这是很重要和很实用的。舌苔水滑，千万不要把属饮邪的苔少水滑误辨为阴虚。《金匮要略》治疗咳嗽主要是从痰饮考虑的，实际上张仲景偏重于治饮。后世医家在张仲景的基础上，发展和完善了对痰、湿、瘀的辨治，这应该是医学的发展，但后人见流忘源，反而把原本的饮邪给忽略了。

关于咳嗽的治疗。咳嗽对身体是有益的，所以不能见咳止咳。见咳止咳，见泄止泄，容易留邪，致使病情反复。一般来说，病程小于3周为急性咳嗽，病程大于8周为慢性咳嗽。辨证论治是中医的特色，但不是中医的全部，很多情况下需要先辨病，再辨证。比如，急性支气管炎，用三拗汤；急性鼻窦炎，用苍耳子散；过敏性哮喘，用小青龙汤；过敏性鼻炎，用麻附辛汤等。对于上呼吸道疾病，治疗以通窍为主，病理产物为涕；对于下呼吸道疾病，治疗以宣肺为主，病理产物为痰。

陈修园说："治咳不止于肺，而又不离于肺。"没有肺气宣降失常，病人就不会咳嗽。因此，治疗上恢复肺气宣降是很重要的。临床上，高建忠教授惯用三拗汤来恢复肺气宣降。相对来说，"不止于肺"是强调治本，"不离于肺"是强调治标。

一个人经常熬夜，于睡眠中或熬夜后出现发热，症见恶寒、发热、鼻塞、咽痛等症，辨证为邪从口鼻而入，治在上焦，可以三拗汤为基础方。此时辨证需辨表里、寒热、虚实，如果有邪，还需区分是痰、湿、饮还是瘀？张仲景擅长治饮，常用苓桂剂、青龙剂，舌苔水滑，脉象偏弦；朱丹溪擅长治痰，常用二陈汤、三子养亲汤，舌苔偏腻，脉弦偏滑；王清任擅长治瘀，舌质偏暗，舌苔不腻，常用血府逐瘀汤。老年人舌象、脉象不典型，因为有正气亏损的基础。

治饮的常用组合为干姜、细辛、五味子，在此基础上，如果病变在肺，用麻桂剂；在胃，用二陈汤；在心，用血府逐瘀汤；在脾，用补中益气汤；在肝，用逍遥散；在肾，用六味地黄丸、肾气丸。需注意"治上焦如羽，非轻不举""肺为娇脏"。临床上，用药时剂量能小不要大、能清淡不要重浊，煎药时间能短不要长，药的偏性能小不要大。我们一定要相信有时小方小剂疗效很好，而大方大剂疗效反而不好。有人要问，小方小剂有多小？1克、3克，一剂药不过十几克、二十几克，能解决问题吗？

受凉之后，症见口干、咽干、咽痛，邪从口鼻而入，为寒包火，可在三拗汤的基础上加石膏，即麻杏石甘汤，石膏用量为15g、24g、30g、60g等；可加连翘、薄荷。薄荷、杏仁、石膏、甘草张锡纯用以治温病；可加牛蒡子疏散风热，利咽、通大便；可加桔梗利咽；如果舌苔腻，加炒莱菔子通腑。

小剂量薄荷、杏仁、甘草，可治外感风热。在此基上，兼有风燥，可加芦根、天花粉、桑叶、菊花、桔梗、牛蒡子，即桑菊饮。桑菊饮以治咳嗽为主，南方可直接用原方，北方需在此基础上加麻黄，此法取自祝味菊的《菊人医话》。桑菊饮，北方寒热交替时节会用到，比如春夏之交、秋冬之交等。桑菊饮加麻黄，又演变为三拗汤加味方。方书中多提及桑菊饮治风热咳嗽，但临床上对风寒、风热的辨证有时有点难。有时寒、热都有。如果没有明显的表热证，那就一般会倾向于表寒。辨不出热来，宁可用辛温也不用辛凉。桑菊饮是吴鞠通的一张方子，特别清淡，比银翘散更清淡。高建忠教授临床使用常加麻黄。

银翘散以治发热为主。桑菊饮可治上焦燥证。在此基础上，暴热可加石膏或用白虎汤。肺热用黄芩泻热，如泻肺汤；关于治热的黄芩与石膏，石膏祛全身弥漫性的热，症见发热、烦热、脉象不聚；黄芩祛肺中聚敛的热，症见咽痛、咽干、舌红、黄痰等。黄芩加僵蚕、蝉蜕、防风可代替石膏，一些对石膏过敏的患者可以使用。或者用射干，称为麻杏射干汤。

如有湿邪，若为外感风湿，可用麻黄、杏仁、苍术、甘草；若为内伤湿邪，痰湿用二陈汤；痰热用清气化痰丸；饮证用干姜、细辛、五味子；瘀血用血府逐瘀汤、桂枝茯苓丸，桂枝茯苓丸为心源性哮喘常用方；有食积，用保和丸、山楂化滞丸，小儿常见。

白面书生，易得桂枝汤证。桂枝加厚朴杏子汤治桂枝证见咳嗽。厚朴下气燥湿，如果无湿邪也可去掉。需注意里热忌用桂枝；舌质红忌用桂枝；桂枝既入血分，也入气分。

止嗽散是《医学心悟》中的方剂，治疗风寒轻浅的咳嗽，此方"温润和平，不寒不热，既无攻击过当之虞，大有启门驱贼之势"。很多医生治咳嗽就喜欢用这张方子。实际上这张方子治外感风寒不甚而引起的咳嗽。适用于咳嗽的末期而不是咳嗽的初起。如果用于咳嗽初起需加减治疗。笔者临证注意到，紫菀、百部这两味药不能早用、多用。处方时，剂量不要大，3g、6g、9g就够了。

《伤寒论》小柴胡汤方的或然证里有小柴胡汤治咳。使用小柴胡汤后"上焦得通，津液得下，胃气因和"，小柴胡汤能使上、中、下三焦气机通畅。如果咳嗽是由于三焦气机不畅而致肺失宣降引起的，可用小柴胡汤治咳，不需要见到寒热往来等症。如果为久咳，多方治疗无效，且病人有口苦、脉弦，即可用小柴胡汤。小柴胡汤中两组药：第一组药，柴胡、黄芩、甘草。若治温病，柴胡可换成青蒿；治温病少阳证，黄芩可换成桑叶、牡丹皮。另外一组药，人参、白术、干姜、甘草。此时如果不是补气，是滋阴，人参可换成鳖甲；不是健脾，是化痰，白术可换成半夏；不是温中，是温肺散寒，干姜可换成生姜，等等。若症见咳血、尿血、崩漏等，用阿胶可治疗血证。中焦虚寒，多因过用凉药。太阳病，过用凉药（比如滥用抗生素），容易出现少阴证，此时用人参、生姜、大枣，可以防止转变为理中汤证，这是小柴胡汤的由来；如果病位在肺不在胃，可以用干姜、细辛、五味子，温散肺家寒饮。

二陈汤治痰，治全身的痰。痰湿咳多见于小孩，这是伤了脾胃。咳嗽的目的是为了排痰，实际上是痰病，把痰解决了，咳嗽也就好了。在这种情况下，二陈汤是很管用的。在二陈汤的基础上可以根据证型加减，如麻杏二陈汤、柴芩二陈汤、桂芍二陈汤、芩连二陈汤、杏桔二陈汤、三子二陈汤等。我们熟悉的清气化痰丸就是由二陈汤加减来的。三子养亲汤也是治痰湿咳嗽的，小孩很少用，老人常用，用以治痰咳、痰喘，病位主要在上焦。

清气化痰丸治上焦的郁，痰、湿、热郁于上焦，加桔梗可宣肺排痰。此方以二陈汤为基础方，在此基础上去甘草，加杏仁、胆南星、半夏而成，或为三子养亲汤加减，治在上焦。

金水六君煎由张景岳创立，治在下焦虚的基础上兼见中上焦痰湿。张景岳在二陈汤基础上加熟地黄、当归，就变成了金水六君煎。上海名医裘沛然在《壶天散墨》中说到，一开始他对熟地黄用于痰证没感觉，一见病人有这么多痰，怎么敢用熟地黄，后来发现有一部分痰证怎么也治不好，没办法就用上熟地黄了，发现反而痰少了。因此处的痰是由下焦水泛而来的，地黄用量小会腻膈，用量大了反而直奔下焦。鉴于腻膈和剂量的关系，古人用熟地黄时喜欢配苍术或砂仁。

李东垣治内伤脾胃致咳嗽者，用补中益气汤。春月天温加佛耳草、款冬花；夏月加五味子、麦门冬；秋凉、冬月加不去根节麻黄。若久病痰嗽，肺中伏火，去人参；初病者，勿去之。

对于肺结核，中医的疗效欠佳；对于哮喘，中医的疗效很好，中医最有建设性的是提出宿根的概念。宿根主要是寒饮，可能是体质因素，如素体阳虚；可能是外在诱因，如伤寒饮冷；也可能是季节因素，如秋冬之交、冬春之交等。

小青龙汤是临床治咳、喘、哮的常用方。射干麻黄汤可以看作小青龙汤加射干，去桂枝、白芍，加紫菀、款冬花。

定喘汤也是临床治喘的常用方，可看作三拗汤的加减方。方中主药麻黄、杏仁、甘草。在此基础上加劫药：白果、款冬花，此二味用一味即可。此外，用苏子、半夏化痰，黄芩、桑白皮清肺热。也可加瓜蒌、葶苈子、鱼腥草加强清肺化痰之功。在咳喘的基础上出现纳少、便干，可加通腑之品，如鸡内金、瓜蒌，通过通腑气以使肺气下行。需注意定喘汤本身是一张治标的处方，中病即止，不可久服。

苏子降气汤治喘，主治肺气郁闭，目的在于调畅上焦气机（苏子、半夏、厚朴、生姜），其方来源于半夏厚朴汤。

生脉散常用于老年人，尤其是做过支架的会用到。临床表现为没精神、少气无力、舌质淡暗、苔薄少。此时党参不可代替人参。

人参、蛤蚧治肾气虚，肾不纳气。功效是补肾定喘，但主要是定喘。老年人常服丸药益气扶正，方中常用人参、蛤蚧。

附子、干姜治昼日安静夜烦躁。真武汤加细辛、五味子治阳虚水泛引起的咳嗽。

六君子汤为一切慢性及难治性疾病的善后方。六君子汤由四君子汤合二陈汤组成。在四君子汤的基础上，若需化痰，加姜半夏、陈皮；需化饮，加干姜、细辛、五味子；需祛湿，加苍术、厚朴；需治瘀，合用血府逐瘀汤。

风类药一般有脱敏的作用，地龙可脱敏止哮，常用于血分病。

高建忠谈中医临床思维

　　思维是行动的先导。我们要成为一名医生，要有医生的思维；要成为一名中医，要有中医的思维。这一点是毫无疑问的。

　　但，什么是思维？

　　《辞海》里面有一条解释是这样说的：思维是理性认识的过程。

　　也就是说我们今天要分享的这个主题"中医临床思维"，其实就是要讲中医临床的认识过程，要讲面对我们的临床，面对我们的患者该如何去认识的一个过程。

　　那么，到底什么是中医临床思维？

　　中医临床思维，很难用一个确切的概念将其描述出来，即便描述出来好像也都不一定能使我们每一位临床医生满意。我们五版教材中说中医学的思维方法有其独特之处，归纳为三条：①从宏观的角度观察事物；②运用哲学的思维；③注重整体上的研究。但是，西医也在这样认识呀。中医这样用，西医也在这样用。又说"在中医学中用得比较多的思维方法有以下几种：比较、演绎、类比、以表知里、试探和反证"。这些难道西医不去用吗？也用。书中又说"上述思维方法，不只是中医用，西医也用，其他各门学科都可以用"。那既然都可以用，也就不是我们中医的临床思维。书中接下来也说了"但是，中医应用这些方法，有它自己的特点，即中医学是以整体观念为指导思想，在阴阳学说、五行学说和精气学说等哲学思想的基础上，运用上述各种思维方法的，这就是中医思维方法的独特之处"。我们突然明白了，前面说的这些内容：比较、演绎、类比、以表知里、试探和反证，它不是中医思维，而中医思维的独特思维是在这儿：以整体观念为指导思想，在阴阳学说、五行学说和精气学说等哲学思想的基础上。那它的独特之处应该是在这块儿，而不是刚才提到的具体的思维方法上，这是我们每一位学中医者，每一位中医大夫心里该特别清楚的。但是把这一理论放到现在的临床上，我们面对的困惑是：考试时特别熟悉的整体观念、阴阳学说、五行学说，如何自觉、娴熟地应用到临床上，让我们变成个真正的中医？

老师对即将毕业的中医学生说"你们学了五年中医，我很高兴看到你们相信中医了。"相信中医和这种思维是有关系的，为何不信中医？学了五年整体观念、阴阳学说、五行学说，却不知道有啥用，既然不知道有啥用，就不会用，不会用也就不信了，那么如果我们教会学生如何用，让他知道怎么用，就不存在信与不信，他就可以直接用了。

国医大师王琦老师，在他的著作中说："我带领课题组经过两年多的研究，提出并确立了'取象运数，形神一体，气为一元'的中医原创思维模式。"我们特别赞同这种原创思维，我们在翻看中医书籍、中医文献时会发现有很多关于中医思维的解读与描述都很好，但我们也发现往往是说得很好却不好用到临床上。我们怎么能很自如地将这种'取象运数，形神一体，气为一元'用到临床上，把我们的思维改造，让我们由一个非中医人变成一个中医人呢？这是比较难的地方。

前面说到整体观念、阴阳学说、五行学说，我们先说阴阳学说，从入大学门的第一天起一口气学了那么多年，上了临床也始终记得阴阳学说，那么，阴阳学说对我们的临床究竟有什么作用？到现在为止，我们在临床上每天面对那么多病人，什么时候用到阴阳学说了，什么时候没用？我们是怎么去用的？这是我们需要思考的，只有思考明白了，才有可能让后学者明白阴阳学说是有用的，是应该学的，并且知道以后怎么用。

第五版《中医基础理论》教材中这样说："阴阳学说贯穿于中医学的各个领域，用来说明人体的组织结构、生理功能、病理变化，并指导养生和临床的诊断与治疗"，这句话我们都是记得很清楚的，因为考试的时候会用到，但是，当我们当了医生以后却把这句话忘了，或者说，我们不知道这句话究竟在临床上有多大的影响。我们也都知道它能说明中医，它能指导临床，但是，它是如何去说明？如何去指导的？如何能让我们后学者自觉将这些理论应用于临床？从为师角度而言，我们如何能把教材里面的诸多理论告诉自己的学生在临床上该怎么使用？

我思来想去觉得阴阳学说对临床的影响很大，这种影响主要是对我们临床思维的影响！既然它对我们最大的影响是思维的影响，那么我们何不把它直接称为"阴阳思维"！

如果我们认可中医学说，我们把阴阳学说对于中医人主要的影响搁到阴阳思维上，那么我们可能就离阴阳学说近了。

如果阴阳思维是成立的，那么我们中医特有思维里肯定有一条是阴阳思维。

这是西医相对来说提得少的，或者说是没有的。

我们看一则医案，这是何绍奇在《读书析疑与临证得失》里列的一则医案：

"20余年前，有工人张某携女求诊，于偶然间发现其女左眼珠上有一芝麻大小之凹陷，不知何病？观之，乃角膜溃疡。然素无经验，以此见辞，又碍于面子，乃勉力开出一清热解毒方，杂以眼科套药菊花、蒙花之类，服数剂，无寸效。"

这个治疗，我们看到患者角膜有个溃疡，就想到使用清热解毒再加点专科的套药。这种认识，这种治法，我们很多专科医生都是习以为常的吧？都是特熟悉的吧？我们看到个口腔溃疡也是这样治的，我们看到个胃溃疡、看到个肠溃疡也是这样治的。于是，我们从老师到学生一代一代传下来，我们觉得这是习以为常的事，是正确的事，是应该的。

"其人另延眼科王汝顺先生诊治，王为处补中益气汤10剂。其时我年轻气盛，想溃疡乃炎症所致，安可用补？颇不以为然。不意服完10剂药后，溃疡即愈。乃俯首心折求教于王，王说："溃疡云云，我所不知，我但知陷者升之四字而已。"

我们说不来两者思维的区别有多大，但我们明显感觉到后面的思维和前面的思维完全不一样，也许中医和西医的思维就不同在这里。我们如何让后学者更多一点这样的中医思维，可能对中医的传承是最关键的。

面对这个病人，想到"角膜溃疡"是西医的思维，想到"陷者升之"是中医的思维。

这个差别太大了，大到我们想到中西医结合这个概念的时候望而却步。我们回过头来再想一想，从学校的教育到临床的带教，学生被传授了多少这样的中医思维？

《黄帝内经》里说："高者抑之，下者举之，有余折之，不足补之。佐以所利，和以所宜。必安其主客，适其寒温……寒者热之，热者寒之，微者逆之，甚者从之。"

《黄帝内经》里面这种论述是用一种什么思维论述的？面对一个病人，我们只要分了它病位上、下，就会治了，分了有余、不足就会治了，分了寒、热就会治了，分了微、甚就会治了。这种一分为二是一种什么思维？

阴阳思维。

陈修园在《医学三字经》中说："学医始，基在于入门，入门正则始终皆正，入门错则始终皆错。"

为啥入门这么重要？

入门意味着方向。

从某种角度来说，学医，努力重要，方向更重要！当我们努力了三十年、五十年，发现自己的疗效很差的时候，我们会特别的失望，失望到开始怀疑中医。但事实上我们没有去思考过自己最初的方向或者后来的方向是对还是错。南辕北辙，会使我们离目标越来越远。

方向取决于什么呢？

取决于思维。

改造一个人最主要的是改造他什么呢？是思维！一个中学生进了中医药大学，从大一学到大五，这个学生的培养怎么就算合格了？

把他的思维转变过来，让他有了中医思维，这才叫合格。如果单纯是技术、知识等学得好，而没有中医思维，那这个培养也是不合格的。

我们总在强调着要让学生有很好的动手能力，要有很好的西医知识，要有很好的记忆的东西，因为这是基石。但，这个过程中我们往往忽略了另外一个关键点：思维。如果没有中医思维，即使他掌握了再多的基础知识，再多的技术手法，也都成不了一位中医大夫。

反过来，只要这个学生有了中医思维，即使五年后他的其他知识技能掌握尚少，但随着他的阅历丰富，时间积累，只要他朝着这个方向走，他就会成为一位合格的中医大夫，而成功的快慢仅取决于他的努力程度。

为什么部分学习中医者成为"反中医""不相信中医"者？答案是"没有中医思维！"

没有中医思维意味着：一不相信，二没入门。既不相信，也没入门，他又怎能去传承？

范中林在《范中林六经辨证医案选》载有这么一则医案：

邢×，女，67岁。河北省任丘市麻家坞镇，农民。

1975年春节，左面部疼痛，其后逐渐转为剧痛，阵阵发作，持续3年之久。任丘××医院，北京××医院等诊断为"三叉神经痛"。经针灸、中西药物治疗，未明显好转。1978年12月18日来诊，近日来疼痛加剧，痛甚时脸肿发亮，眼不能睁，夜不能眠，坐卧不宁，生活无法自理。微恶寒，无汗，舌质淡红，苔淡黄润夹白，根稍厚腻。

当我们面对这个病人的时候该怎么思考？三叉神经痛3年，最近疼得重了，脸也肿了，眼也睁不开了，睡不着觉，身上有点恶寒，无汗，舌质是淡红的，苔有点腻，当我们面对这个病人的时候会怎么去思考？

此为太阳伤寒表实证偏头痛，风寒夹湿侵袭，无从达泄，法宜解表开闭，散寒除湿，以麻黄汤加味主之。

方药：

麻黄10g，桂枝10g，炙甘草18g，杏仁18g，法半夏15g。2剂。

头居人之首，位高而属阳。手足三阳经脉，以及脏腑清阳之气，皆会于此。舌质淡红而润，苔淡黄夹白不燥，即为风寒夹湿，入侵肌腠，郁闭不解之象；参之头一侧痛甚，微恶寒无汗，显系邪犯太阳经脉；再参之无阳明、少阳病情，更无三阴之候，亦可以佐证。因此，本例偏头痛，不必拘于头痛偏侧多属少阳，或头痛日久，多属内伤之常规。而应从实际出发，按六经辨证，太阳伤寒表实之证具，邪无达泄之路而上扰，以致多年头痛不愈，急用麻黄汤以开之。

二诊：服药2剂，疼痛明显减轻，余证亦随之好转。原方再服2剂。

三诊：剧痛消失，夜能安睡，精神顿觉清爽，多年痛楚若失，不胜欣喜。舌质正常，苔黄腻退。头部微觉恶风，头左侧尚有轻微阵痛。风邪未尽，尚有病后营卫不和之象。宜祛风解肌，桂枝汤和之，以善其后。

改成桂枝汤：

桂枝10g，白芍12g，炙甘草10g，生姜15g，大枣20g。2剂。

服2剂，病愈，遂停药。嘱其免受风寒。观察约1月，情况良好。患者说："头痛3年，真是痛苦极了，花了二三百元，还是不好。范老看了3次，每剂药只四五味，一共只花了一元零一分钱，病就治好了，真使我感动。"遂返回家乡。其后，向其亲属追访，知病未复发。

按语："三叉神经痛"，目前病因还不十分清楚。老年人患此病尤多，可能与神经传导功能障碍有关。西医治疗，多采用镇痛剂、酒精封闭等法，无效时则考虑开颅行三叉神经根切除手术。这样虽能解除剧痛之苦，但术后面部易出现后遗症，且不易为患者所接受。

祖国医学认为，举凡风寒暑湿等外邪，气血痰郁之内伤，均可以引起头痛。本例按仲景六经辨证，应属太阳经证，伤于风寒雾露所致。故急投开表、逐邪、发汗之峻剂麻黄汤，直达病所；继而以桂枝汤和之。

用麻黄汤加法半夏者，"其用有四：除湿化痰涎，大和脾胃气，痰厥及头疼，非此莫能治"。

这是原书记载的病案，我们来学习一下。

作为大夫，当面对这样一个病人的时候该如何思考？西医有它的思维方式，对中医来说也有一套它的思维方式。我们根据原文记载来学习下范老面对这样一个病人时候的思考方式：

这是个表证还是里证？

是表证还是里证，这是什么思维？就是阴阳思维，就是中医思维。他对于这个病没有停留在局部，而是从人整体出发，他没有去追究这个三叉神经痛是由于局部什么原因引起的，而是通过中医阴阳思维思考：这是个表证还是里证，是个寒证还是热证。当定位表寒证时，又进一步思考：是个表实证还是表虚证？两次辨证，前面是表实麻黄汤证，后面是表虚桂枝汤证，最终收到了满意的疗效。

整个治疗过程范老就用了阴阳的思维，这就是中医思维。

中医学原来没有那么复杂，是我们想象中把它变复杂了。

有个病人胃疼，老百姓说这是胃寒，喝点生姜汤就好；又有病人胃疼，老百姓说这是寒火疼，给黄连加生姜泡水喝就行。

胃寒、寒火疼，这不就是阴阳思维吗？老百姓也会。

一个小媳妇不会怀孩子了，老百姓说宫寒了，吃点小茴香就好。这也是一种阴阳思维，中医原本就是这么朴素。

清代医家郑重光的《素圃医案》，我觉得是学习经方很好的一本参考书，他关于伤寒的辨证写得相当精彩。这里与大家分享一则医案：

> "巴绣天主政，隆冬檐际脱袭，易近体之衣，觉受寒，尚不为困。本夜又梦遗，次日即寒战头疼，发热腰痛，脉反细紧，病属阳证阴脉。"

这么个病人，因为冬天站在窗户外面换衣服受了寒，当晚又梦遗一次，于是出现寒战头疼，发热腰痛，脉细紧。

当面对这样一个病人时该如何思考？

如果我们想这是个细菌感染还是个病毒感染？是呼吸系统的病还是泌尿系统的病？此时我们就直接进入了西医思维。

中医思维该怎么思考？

这是个阳证还是阴证？包括我们面对一个脉象，这是一个阳脉还是阴脉？他这里所说的阳证应该是伤寒三阳里面的太阳病，而阴脉是指他不舒服却没有表现出太阳病的脉象。如果碰到这个病人，我们可能会用什么方子？桂枝汤？麻黄细辛附子汤？麻黄汤？桂枝加附子汤？

我们看看郑重光用的什么。

> "幸脉但细而不沉，犹有头痛身热，乃厥阴表证。"

他说幸好这个脉细而不沉，属于厥阴表证。当然，对于六经，各家有不同的认识，我们暂且不论，让我们先来看看郑重光是如何认识的：脉只是细但没有沉，不过也没有浮，并且还有头痛身热，这是厥阴表证。

"用当归四逆汤温里散寒，以桂枝、细辛、赤芍、附子、干姜、半夏、茯苓、甘草，姜枣为引，因有急务，遂昼夜四剂。三更得汗，五更即乘舆远出，自为无恙。次日即饮酒茹荤。"

这个疗效很好，当天晚上三更天得汗而解，五更天就可以出去应酬，说明此时他自己觉得已经好了，所有症状都缓解了。

对方证的把握，对伤寒辨证的认识，我们有多少人能达到郑重光的境界？他没有想到麻黄汤、桂枝汤，没有想到麻黄加附子汤、麻黄细辛附子汤，没有想到这一系列的方子，他想到的是当归四逆汤！

当归四逆汤我们现在会用，手脚凉、冻疮、女科痛经、小腹寒等等，这类病证的使用都较多，但在急性起病的寒战头痛、发热腰痛，我相信善于使用本方的医家或者说能把握住的医家并不多。

"三日回家，午后又寒战发热，更增呕吐痰涎，仍用前剂，夜半得汗，热退而解。次日又乘船远出，于路寒战发热、吐泻腹痛而归，自称疟疾。

　　"余曰：'非也！疟之为病，必受邪于半表，蓄久而发。此证先日受寒，次日即病，脉不浮弦，断非疟疾，乃厥阴表证，而兼里病也。'"

　　郑重光从一开始"阳证阴脉"的认识，用的是阴阳思维，到后来的厥阴表证还是用的阴阳思维。这里涉及阴证还是阳证，表证还是里证，这仍然是阴阳思维。

　　"仍用前剂，因增腹痛下利，脉变细紧无力，加人参以固里，则寒轻汗少，四剂寒热下利皆减。如斯三四日，寒热顿止，呕泻皆宁。姜附药服至十二日，退用当归四逆汤本方，去细辛而加参、术温补，匝月而康。"

　　这个医案读完之后可有如下体会：①阴阳思维无时无刻不在指导着我们的临床，指导着我们的认识；②单纯对方证的掌握来说，不管是厥阴表证也好，厥阴表证兼里证也好，当归四逆汤始终没变，治疗一以贯之。
　　这是伤寒。
　　这是郑重光的医案。
　　接下来我们再看看温病学家吴鞠通。
　　吴鞠通有则医案记载：

　　"赵，五十五岁，癸丑年六月二十六日，体瘦无子，过服桂、附，津液枯燥。于二十二日得温热，自

172

服补中益气汤三帖，致邪无出路，服辛凉清剂二帖，竹叶石膏汤三帖，至七月初二日，烦躁不寐，并不卧床，赤身满地混抓，谵语干热，无汗舌黄。"

"与调胃承气汤，加元参一小剂，得大便少许，随出赤红疹数十枚，少安半日，其症如前，与沃阴之甘凉法。二三日大燥大狂，又与调胃承气汤一小帖。又出疹数十枚，又少安，热总不退，脉总不静。如是者前后共下十三次，出疹十三次。而后脉静身凉，服复脉汤七帖，后作专翕大生膏半料，计十二斤，半年后始复原。"

这个治疗过程肯定是很长的，整整治了半年。

我们单说中间这一段很危重时候是如何思考，如何辨证用药的？

调味承气汤，一直用"下法"，总共下了十三次，出疹十三次，这是对这个病治疗的一个关键点。

为何一直用调胃承气汤下？无非就是吴鞠通用阴阳思维辨析了是表证还是里证？寒证还是热证？实证还是虚证？然后他把这个疾病定在阳明实热证，所以就一直选用了"下法"。

病案分析及思维分析中，我们从伤寒走到了温病，病种不同，但他们的思维却一以贯之，都是用了中医阴阳思维，这就是阴阳思维的应用，也是阴阳思维指导的临床。

再看这个病人：

"女，16岁。近3天咽痛、口疮、前额起痤疮。腹中知饥欲食而咽痛、口疮疼痛不能食。口干喜饮，无大便秘结，无发热恶寒。舌质红，舌苔薄白，脉弦。"

这样一个病人坐在你面前你如何给开药？

寒证、热证好辨，这是个热证；虚证、实证也好辨，这是个实证。阴证、阳证？应该是个阳证。那么，它是表证还是里证？该用什么方子？

中医，作为一门医学，若是放弃了常见病、普通病的治疗，有可能会消亡，因为你需要群众基础呀。如果我们到了基层，告诉人们，孩子发热了不要用西药，不要输液，用中药治疗会对孩子好一点。我们的老百姓会怎么说呢？"我们也想到用中药，但是我们吃上中药，一个星期热不退，5天热不退，我们最后还得输液，反复这样折腾，不输液怎么办呀？"我们只能无言以对。当我们的村里面、县里面，有大批优秀的中医医生，对常见病、简单病，一上手就有很好疗效的时候，中医临床怎么可能萎缩呢？中医怎么可能火爆不起来呢？是我们把这一大批的市场全丢了。伤寒也好，温病也好，全部是从治疗发热起家的，这算是我们中医的中流砥柱。而我们现在还有多少医生在治着发热，还有多少学者在中医这一块是有研究的呢？

这么个学生坐在你面前，你要知道你的这张方子开出后会有多大影响呢？如果有效，这个孩子有可能就信中医了，有可能他将来填报志愿的时候就填中医药大学。如果这张方子开出没管用，不但没管用，他吃上还恶心呕吐，还加重了，难受了半天，那这个孩子就可能不信中医，不但他不信，他的全家都不信。这是很现实的问题。

这是我当时给开的方：

　　金银花15g，连翘15g，荆芥9g，防风3g，牛蒡子12g，薄荷9g，桔梗9g，芦根15g，竹叶3g，牡丹皮15g，生甘草3g。

　　5剂，每日1剂。每次水煎5分钟，每剂煎2次，4次分服。

　　服1剂，咽痛、口疮即缓解，服5剂，痤疮亦平。

　　银翘散。

　　为何用银翘散？它是表证还是里证？

　　它既不是表证，也不是里证。上焦，它是上焦病。吴鞠通的银翘散是治疗温邪上受，首先犯肺的，是治疗上焦的。

　　这里导出了三焦辨证。

　　刚才我们一直说六经辨证用阴阳思维，要分出阴证、阳证，里面再分出表证、里证，或者再分出表证、里证、非表非里证。这里用阴阳思维又导出了三焦辨证，是上焦呢？还是下焦？还是不上不下的中焦？这也是阴阳思维！

　　如果我们在这儿辨为里证，用药时不能用走中焦的药，会坏事；如果辨为表证，我们没有证据，那是猜的，不是辨出来的。而我们辨为上焦证是合情合理也是顺理成章的。

　　辨为上焦风热证。

　　六经辨证走到三焦辨证了，看来三焦辨证也是在阴阳思维指导下出现的。那我们再往出推卫气营血辨证，怎么来推出？也是阴阳思维，是在卫气分还是营血分？若是卫气分，那

175

再细分是在卫还是在气？若在营血分，那是在营还是在血？这也是阴阳思维。

在阴阳思维的指导下，我们中医学构建了六经辨证、三焦辨证、卫气营血辨证。

这样，我们从中基的各种理论开始，就告诉自己的学生阴阳是个啥东西，阴阳思维是个啥东西，这个阴阳思维有何用。是的，我们需要一直秉承着这个思维方式往前走，在临床上辨证有用，选择辨证体系有用，甚至到选方用药都有用。就用这种思维指导我们的处方用药，这样一以贯之地建立起来了一个中医医生的临床思维。

再看一个病人，这是我们医院一个会诊的住院病人：

2014年11月15日，李某，男，48岁，发热30余天，不能明确诊断（在别的医院也住过，始终没办法确诊）。血常规示白细胞分类高，C反应蛋白高，但不能找出确切病灶。骨髓检查提示：分叶核比例高，淋巴细胞比例低。临床不能明确诊断。

然后我就和病人交流，采集症状：

"每天下午发热较甚，体温＞39℃，伴肌肉酸痛，无明显恶寒，使用抗生素，可使体温降至37~38℃，但不能恢复正常。饮食、大小便基本正常，咽欠清利，有少量痰，但咳嗽不明显。发热起来的时候觉得没劲，只要热退精神就可以"。舌质暗红，舌苔薄白腻，脉细稍数，不浮不沉。

发热，表证还是里证？寒证还是热证？虚证还是实证？阴证还是阳证？

不管怎么思考，只要我们的思维进了这个渠道，阴阳思维进来了，中医思维有了，就是一个真正的中医临床医生，不过多地考虑病灶到底在哪里，那一堆病理问题是为辨证参考使用，而中医的主体思维就在这阴阳间。

湿热困阻上焦，影响气机出入？

治以清化湿热、恢复气机升降出入为法，方用三仁汤加减。

方药：炒杏仁12g，白蔻仁6g，生薏苡仁15g，姜半夏9g，厚朴9g，通草3g，竹叶3g，滑石18g，柴胡12g，生石膏24g。

5剂，水冲服。使用中药配方颗粒。日1剂，每日上、下午各服1次，同时停用所有西药。

用温病的方子，也看得出受了伤寒的影响。

11月20日再诊：服药期间，体温波动于37~38℃，未出现高热，咽部清利些，仍有肌肉酸痛，较前减轻，无明显汗出。舌质暗红，舌苔白（腻苔稍退），脉浮弦稍数。

二诊时主诉成了肌肉酸痛，因为热退了。

考虑到脉现浮象，肌肉仍有酸痛，无明显汗出，改用开表清里，清化湿热为法，仿九味羌活汤组方法。

方药：羌活9g，防风9g，独活9g，生苍术9g，柴胡12g，生石膏30g，牛蒡子15g，僵蚕9g，蝉蜕9g，生黄芪9g，生甘草3g。

5剂，水冲服。

11月26日三诊：（已经出院到门诊上）服上方第1剂体温恢复正常，近5天未发热，肌肉酸痛较前缓解，纳食好，大小便正常，精神好，余无明显不适。

他说："我觉得我已经好了，但是家里人让过来巩固一下。"舌质薄白，脉细缓。舌苔、脉象都没啥问题。

稍事调理脾胃、清化余邪收功。

方药：生白术15g，鸡内金15g，焦山楂15g，僵蚕12g，蝉蜕9g，牛蒡子12g，全瓜蒌15g。

7剂，水冲服。

后来过了几天他还带着家人过来看病，说再也没发热。

梳理这个案例辨治始末：

高热1月余，中医、西医诸法遍用无功，面对这个病人该如何考虑？

久热伤正，久病多虚，治疗当从"内伤"着眼？

但初诊时，患者并无明显"虚"象，精神不垮。

考虑内实、内热？

似乎也没有明显"实"象，脉不洪，也非有力，腑气也非不畅。

补益不可，清泻也不可，可以"开表"？

但脉细不浮，总觉开表容易伤正而无功。一旦正损而邪不去，后续治疗会更无头绪。

从治疗外感入手，抓住"湿热""肺"这两个关键点，选用三仁汤加减，恢复周身气化。

面对这个病人，我们首先判断它是外感还是内伤？是阴阳思维。

但初诊时，患者并无明显的"虚"象，精神不垮，看来考虑内伤好像还不合适，那么考虑内实内热？似乎也没有明显的实象，脉不洪，也非有力，腑气也非不畅。

考虑是外感还是内伤，是阴阳思维，在内伤的基础上考虑是虚还是实，也是阴阳思维，在内实的基础上考虑是寒实还是热实，这也是阴阳思维。

我们对治法的选择，是用补益还是清泻呢？这也是阴阳思维。

开表？意味着我们把它认为是表证，表里也是阴阳思维。

但脉细不浮，总觉开表容易伤正而无功，一旦正损而邪不去，后续治疗会更无头绪。

当脉象浮起来的时候我们有足够的理由开表，但是脉不浮，不支持开表，就像刚才郑重光的医案一样，太阳表证那么明显，但是脉不浮是绝对不可以开表的。正邪交争没有推到肌表上，这样开表可能会对一部分症状的缓解有效，但是对正气的损伤是很明显的，这样后续的治疗会更无头绪。已经消耗了1个多月，这个病情完全有可能更复杂，这时候用药就应该更慎重。

从外感入手，阴阳思维。抓住湿热与肺，意味着此刻想到的是：湿邪上受，首先犯肺。温病的三焦辨证。

这儿不是用的六经辨证，也不是用的脏腑辨证，而是用温病学的三焦辨证，辨它是在上焦还是下焦，还是在不上不下的中焦？

我们把它定位为上焦肺，病邪定位为湿热。这样定位说起来也不一定有多少证据，但是我们的辨证过程实际上就是我们对症状的综合分析推理过程，我们对所掌握的资料进行梳理，正面、反面都去推导，正反也是阴阳思维。

考虑它是单纯表证不合适，考虑里证证据不足。

我们考虑它的邪，舌苔比薄白多，这里有点腻。"腻"，说明不是个纯虚证，并且这里没有明显的食积、痰阻等中焦相应症状，那么可不可以考虑湿热？一旦考虑到湿热的时候再想，这儿病人有在表的症状：肌肉酸痛，尽管没有明显的恶寒，但肌肉酸痛意味着表气还是不通，表气为啥不通？上焦和表气要连一起往往有个关键的脏腑是肺，肺主表。湿热、上焦、肺一合，我们马上就能想到上焦病，上焦病是可以出现表证表现的，只不过这个表证的表现是由于肺气郁闭影响了肺主皮毛的功能所引起的。

再看，脉是不浮不沉的，这也可以用湿热阻肺来解释，并且咽喉有点不清利，好像有点痰，好像移到肺上没有多少错误，至少不反对，从这种细微的征象都需要归纳起来，而这种归纳的过程，从正反两面思维也是一种阴阳思维。

治疗用了三仁汤加柴胡、石膏，是基于湿热不盛而高热久延（湿热不盛之发热，低热较为多见）。通常来说，湿热在肺的这种发热，低热多见高热少见。为何这个病人不但是高热，而且高热一个多月还不退呢？这里不除外有热邪，包括阳明热，尽管他没有明显表现出来，为啥没有明显表现出来，由于湿邪阻滞，只要湿邪存在，其他的阳邪表现经常会错位，也就是表现不真实。

湿热为病，脉无定体，它让脉没有定体，同样也可以让症状没有定体，这样解释下来是通的。我们加上治少阳的柴胡，治阳明的石膏，至少症状不反对，我们可以尝试一下，

三仁汤方加减不辱使命，当体温恢复正常，转肌肉酸痛为主诉时，如果继续使用三仁汤体温仍可正常，但是肌肉酸痛不一定可以完全缓解。这里有个症状的主和次，这种对主症的把握其实也是一种阴阳思维。我们始终在掂量主和次。

湿气渐化，气机渐开，脉显浮象，与肌肉酸痛合参，表气不畅自在情理之中。湿热困表，表气不畅，抓住"湿热""表"这两个关键点，选用九味羌活汤治疗当为常法。

此时又谈到了方证间的鉴别，三仁汤治的是湿热、肺，九味羌活汤治的是湿热、表，这是这两个方证的鉴别点。

因头不痛，而主症是肌肉酸痛，因此不用原方中之细辛、白芷、川芎，而改用独活、柴胡。

九味羌活汤里的细辛、白芷、川芎是治疗头痛的，而本证中头痛不显，故去掉。

湿热之象不甚，表闭之象不甚，而高热持续日久，应该考虑内热（尽管内热之象也不典型）。

清化内热，不用生地黄，而改用生石膏、牛蒡子、僵蚕、蝉蜕，有"升降散"方意。

二者区别在于：前者属于"静药"而后者属于"动药"，后者较前者清化中含升降，更利于气机的恢复。

这儿涉及我们用药的量和度的问题，也是种阴阳思维。

方中加用黄芪一味，似有"蛇足"之嫌。但考虑到高热日久，方中祛邪之力较大，故即使无明显正虚，佐用小剂似也合理。

当时想到人参败毒散那种组方方式了。黄芪9g量也不大，也许不加也没关系，这儿仍然是补和泻，阴阳思维，该补还是该泻，该以补为主还是以泻为主？仍然是阴阳思维。

通过以上几个病例的辨证过程分析是想把这个阴阳思维的使用展示给大家，也让我们认识到阴阳思维对中医临床的指导处处可见。对于一个医生，从接诊开始，想把这个病治好，阴阳思维需要始终存在着。我们最初的八纲辨证：表里、寒热、虚实、阴阳，甚至于后面我们说的阴阳、升降，都是阴阳思维的产物。

六经辨证是阴阳思维指导下的产物，先分阴证、阳证，阴证、阳证里面再分表证、里证，有一部分归到非表非里，把它称为半表半里证，于是我们就从一变成二，从二变成三，从三变成六，六经辨证就是这样来的，至少我们可以这样去认识六经辨证。

卫气营血辨证实际上和六经辨证是一回事，只不过六经辨证是分了六，卫气营血辨证是分了四，在外的卫和气，在里的营和血。三焦辨证也是一种临床思维，我们可以把人一分为二，只不过三焦辨证是把人体一分为三，有上有下，有非上非下的中，就和我们提到的六经中非表非里的半表半里是一样的。这几种思维都是在阴阳思维指导下构建的。既然是在阴阳思维指导下构建的，那么我们在使用这种方法的时候一定是在阴阳思维指导下使用的。我们从源头开始到辨证方法再到处方用药，阴阳思维一以贯之。

返回来看，《易传》："易有太极，是生两仪，两仪生四象，四象生八卦。"这是种什么思维？就是一种阴阳思维，阴阳思维从哪里来？就是从易经来的。老子《道德经》里说："道生一，一生二。二生三，三生万物"，典型的六经辨证模式，是吧？就是一种阴阳思维。

《黄帝内经》中说："阴阳者，天地之道也，万物之纲纪，变化之父母，生杀之本始，神明之府也。""善诊者，察色按脉，先别阴阳。"我们在学《黄帝内经》的时候知道阴阳学说是很重要的一部分内容，我们怎么强调它重要都不为过。这么重要，临床上怎么能不用呢？若想把阴阳和临床融合到一块，怎么融合？用思维。也就是说只要有了这种阴阳思维我们就成为中医了，没有这种阴阳思维就成不了中医。

脸上长一个疖子，若我们看到它是个毛囊炎，看到它是皮脂腺炎等，想到这是细菌感染或者病毒感染，这种思维不是中医，或者想到清热解毒法，这也不是中医。中医应该是看到这个病是发生在上焦还是下焦，是红色还是白色，是在后面还是前面等，这才是中医思维，而这种思维都是阴阳思维的具体体现。

张景岳说："凡诊病施治，必须先审阴阳，乃为医道之纲领。"

读者读了这句话，觉得阴阳非常重要，但读者读完就想那怎么先审阴阳呢？实际上阴阳学说的影响就是对思维的影响，被这种思维所指导，看到一个病，必须先审阴阳。

张景岳又说："阴阳无缪，治焉有差？医道虽繁，而可以一言以蔽之者，曰阴阳而已。"

我们学中医是从阴阳开始的，学到最高的境界也是阴阳两个字，一部中医学就是阴阳两个字。

阴阳思维，基本上可以认为是我们中华民族的"思维结构""思维方式"。

我是中国人而不是西方人，差别主要在思维而不是肤色，这种传统的思维方式或者说我们民族的思维方式就是阴阳思维。所以学中医重点在学"中医思维"，成为中医，重点在有"中医思维"。

主要参考书目

1.《伤寒九十论》

2.《蒲辅周医案》

3.《素圃医案》

4.《经方实验录》

5.《临证心得》

6.《治验回忆录》

7.《医林锥指》

8.《王修善临证笔记》

9.《名方广用》

10.《门纯德中医临证要录》

11.《熊寥笙中医难症诊治心得录》

12.《中国百年百名中医临床家丛书·余无言》

13.《中国百年百名中医临床家丛书·李克绍》

14.《中国百年百名中医临床家丛书·胡天雄》

15.《伤寒方临床阐述》

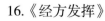